Vaccins contre la Covid-19

L'*impossible consentement*

Rapport

« *Effets indésirables des vaccins contre la Covid-19 et système de pharmacovigilance français* »

Transmis à l'OPECST suite à l'enquête demandée par le Sénat

Amine UMLIL

Du même auteur

Le Spectre de l'Isotèle. Éditions Les 2 Encres, mai 2013

Médicament : recadrage. Sans ton pharmacien, t'es mort ! Éditions Les 2 Encres, septembre 2013

L'esprit du football : principes fondamentaux. Éditions BoD, février 2016

Ce que devient le médicament dans le corps humain. Conséquences en matière de soins. Collection « Connaître le médicament », Tome 1. Éditions BoD, juin 2016

L'équation hospitalière. De Robert BOULIN à Marisol TOURAINE. Éditions BoD, octobre 2016

Maître et Député Gilbert COLLARD, Voici pourquoi le Front National ne peut gouverner la France. Éditions BoD, février 2017

20 000. Plaise au Président de la République Française. Collection « Connaître le médicament », Tome 2. Éditions BoD, septembre 2017

Obstacles à la pharmacovigilance : Délinquance en col blanc. Inertie des pouvoirs publics. Collection « Connaître le médicament », Tome 3. Éditions BoD, décembre 2018

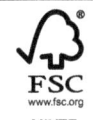

Vaccins contre la Covid-19

L'impossible consentement

Rapport

« Effets indésirables des vaccins contre la Covid-19 et système de pharmacovigilance français »

Transmis à l'OPECST suite à l'enquête demandée par le Sénat

© 2022, Amine UMLIL

Édition :
BoD – Books on Demand,
12/14 rond-point des Champs Élysées
75008 Paris, France

Impression :
BoD – Books on Demand, Norderstedt, Allemagne

ISBN : 9782322408306
Dépôt légal : avril 2022

« *Que les empires, sans la justice, ne sont que des ramassis de brigands.* »
Saint AUGUSTIN (354-430)

Cette réflexion est élaborée et proposée sans aucun lien ni conflit d'intérêts.
(Article L.4113-13 du code de la santé publique)

Audition

Suite à une invitation reçue le 23 mars 2022 par l'Office parlementaire d'évaluation des choix scientifiques et technologiques (OPECST) dans le cadre d'une enquête demandée par la Commission des affaires sociales du Sénat

Sur le thème

« Effets indésirables des vaccins contre la Covid-19 et système de pharmacovigilance français »

Proposition d'une analyse dans le cadre de l'audition prévue le 8 avril 2022
De 9 heures à 10 heures

Par Amine UMLIL

À la bienveillante attention des rapporteurs suivants :

Madame la sénatrice, Sonia DE LA PROVÔTÉ
Monsieur le député, Jean-François ELIAOU
Madame la sénatrice, Florence LASSARADE
Monsieur le député, Gérard LESEUL

La présente réflexion est proposée sans aucun lien ni conflit d'intérêts
(Article L.4113-13 du code de la santé publique).

Le **9 novembre 2020**, sur son site, la haute autorité de santé (HAS) lance une **« *Consultation publique* »** concernant le *« projet de recommandations intermédiaires sur les modalités de mise en œuvre de la vaccination contre la Covid-19 [maladie liée au Sars-CoV-2] »*. **Les professionnels de santé**, notamment les médecins et les pharmaciens, sont **exclus** de cette consultation. En effet, la HAS précise le *« Profil du public dont l'avis est attendu »* en ces termes :

*« La consultation s'adresse aux principaux acteurs de la vaccination. **Seuls peuvent répondre** les acteurs ayant la personnalité morale : associations de patients et d'usagers du système de santé et du secteur social, sociétés savantes, collèges nationaux professionnels, ordres professionnels, syndicats de professionnels de santé, institutions ou organismes publics, établissements de santé ou médico-sociaux, entreprises, etc. »*

Selon ces termes, le médecin et le pharmacien ne figureraient plus parmi ces *« principaux acteurs de la vaccination »*.

Plusieurs mois plus tard, suite à une pétition soulevant des interrogations sur les vaccins contre la Covid-19, une **enquête** a été demandée à l'**Office parlementaire d'évaluation des choix scientifiques et technologiques (OPECST)** par la **Commission des affaires sociales du Sénat**.

Cette étude concerne **les effets indésirables des vaccins contre la Covid-19 et du système de pharmacovigilance français**.

Dans ce cadre, à la demande de plusieurs personnes dont des parlementaires et autres élus, je serai auditionné par vous, Mesdames les sénatrices et Messieurs les députés. Cette audition est prévue le vendredi 8 avril 2022, de 9 heures à 10 heures, par visioconférence.

Je remercie toutes les personnes qui ont rendu cette audition possible.

J'ai donc l'honneur de vous proposer la présente analyse en ma qualité de pharmacien des hôpitaux, praticien hospitalier, qui exerce au centre hospitalier de Cholet depuis 2002 ; et aussi avec mon regard de juriste (licence de droit, master 2 droit de la santé). Dans cet hôpital public, je suis responsable de l'unité de « *Pharmacovigilance/Coordination des vigilances sanitaires/CTIAP (centre territorial d'information indépendante et d'avis pharmaceutiques)* ».

La présente réflexion vous propose des éléments utiles, vérifiables, indépendants et réglementaires en tout premier lieu. Ces données puisent leurs sources dans notamment des documents établis par les autorités *ad* hoc : agence européenne du médicament (EMA), agence nationale de sécurité du médicament (ANSM), haute autorité de santé (HAS), inspection générale des affaires sociales (IGAS), etc.

Ces éléments ont été relevés, en temps réel, et publiés sur le site (blog)[1] du CTIAP (centre territorial d'information indépendante et d'avis pharmaceutiques) de l'hôpital public de Cholet. L'idée de créer ce centre est née en 2007 suite notamment à la publication, la même année, du rapport de l'IGAS intitulé *« L'information des médecins généralistes sur le médicament »*. Ce rapport révèle que l'information émane de plusieurs sources dont l'indépendance n'est pas toujours garantie.

Le 24 mars 2022, par e-mail, trente articles publiés sur le site du CTIAP ont été portés à votre connaissance ; dont vingt-six articles concernent

---

[1] Adresse du site (blog) du CTIAP du centre hospitalier de Cholet : https://ctiapchcholet.blogspot.com

la pharmacovigilance, les quatre autres traitent du consentement des personnes humaines.

Ces informations vous permettront de prendre votre décision de façon éclairée.

Cet état des lieux sera un préalable nécessaire à l'identification des indispensables voies d'amélioration.

Dans le présent rapport, il y a lieu de s'interroger si les principes généraux de la pharmacovigilance française **(I)** ont été respectés lors de la mise en œuvre de la vaccination contre la Covid-19 **(II)**. Les conclusions **(III)** permettent de dessiner les nécessaires voies d'amélioration **(IV)**.

I. Pharmacovigilance française : principes généraux

« ARGAN : C'est que vous avez, mon frère, une dent de lait contre lui. Mais enfin, venons au fait. Que faire donc quand on est malade ?
BÉRALDE : Rien, mon frère.
ARGAN : Rien ?
BÉRALDE : Rien. Il ne faut que demeurer en repos. La nature, d'elle-même, quand nous la laissons faire, se tire doucement du désordre où elle est tombée. C'est notre inquiétude, c'est notre impatience qui gâte tout, et presque tous les hommes meurent de leurs remèdes, et non pas de leurs maladies. »

(Molière, Le Malade imaginaire. Acte III, scène III.)

C'est par cette scène que commence souvent un cours de pharmacovigilance qui est destiné aux professionnels de santé ; ainsi qu'aux étudiants en médecine, en pharmacie, et en instituts de formation en soins infirmiers (IFSI) notamment. Si cette scène occulte, à tort, la dimension du **bénéfice** d'un médicament, elle alerte toutefois sur celle du **risque** médicamenteux.

En effet, le médicament est un produit spécial qui ne relève guère de l'ordinaire. De façon imagée, c'est un produit à deux facettes qui ressemblent étrangement à celles d'une pièce de monnaie. Selon l'usage, ce produit peut faire du bien ou du mal, ou, du bien et du mal. Il pourrait être tout à la fois remède et poison. On parle du **rapport : bénéfice/risque**[2].

La prise en compte de ce risque médicamenteux devient particulièrement aiguë lorsque le médicament est proposé, dans le cadre d'un acte de prévention, à une personne qui est *a priori* en bonne santé. L'acceptation de ce risque devient plus difficile. Lorsque le médicament ne présente pas un bénéfice suffisamment démontré par des preuves d'un haut niveau de qualité, le rapport bénéfice/risque devient nécessairement défavorable.

Ce risque médicamenteux puise sa source dans différentes situations. Il peut naître dans le cadre d'une utilisation du médicament conformément aux « *données acquises de la science* », lors d'un « *mésusage* » ou d'un « *abus* », suite à un « *surdosage* » ou une « *erreur* » médicamenteuse, du fait d'une rupture de stock, d'une inefficacité, etc. Il peut être lié au principe actif, aux excipients à effet notoire, au conditionnement, aux modalités de conservation, etc.

---

[2] « *Médicament : recadrage. Sans ton pharmacien, t'es mort !* », Éditions Les 2 Encres, septembre 2013.

La pharmacovigilance ne consiste pas seulement à compter les effets indésirables notamment graves ; mais à les prévenir avant tout.

A. Quelques définitions consacrées par le code de la santé publique

Ce risque médicamenteux se manifeste expressément par l'apparition d'un **« *effet indésirable* »** (*adverse effect, adverse drug reaction*). Il est défini, par le code de la santé publique, comme étant « *une réaction nocive et non voulue à un médicament* »[3].

Cette notion d'effet indésirable ne doit pas être confondue avec celle d'effet « *secondaire* » (*side effect*). Ce dernier, lui, n'est pas nécessairement nocif.

Le même code livre plusieurs autres définitions[4] qu'il y a lieu de rappeler pour le besoin de la démonstration qui suit.

Et en particulier, l'effet indésirable **« *grave* »** (et non pas « *sévère* ») est précisément décrit dans les sept situations exhaustives suivantes qui sont alternatives et non pas cumulatives : 1) un effet létal ; 2) un effet

---

[3] Article R.5121-152 du code de la santé publique.
[4] Le même article R.5121-152 du code de la santé publique.

susceptible de mettre la vie en danger ; 3) un effet ayant entraîné une invalidité ou une incapacité importantes ; 4) un effet à l'origine d'une invalidité ou une incapacité durables, autrement dit des séquelles ; 5) un effet qui a provoqué une hospitalisation ; 6) un effet à l'origine d'une prolongation d'hospitalisation ; 7) un effet ayant généré une anomalie ou une malformation congénitale : chez l'enfant à la suite d'un traitement pris, durant la conception de cet enfant, soit par la femme soit par son conjoint.

L'effet indésirable **« *inattendu* »**, lui, est ainsi défini : « *un effet indésirable dont la nature, la sévérité ou l'évolution ne correspondent pas aux informations contenues dans le résumé des caractéristiques du produit [RCP] mentionné à l'article R.5121-21* ». Ce RCP constitue l'annexe I de l'autorisation de mise sur le marché (AMM) d'un médicament. Une version de ce RCP est disponible dans le dictionnaire non exhaustif des médicaments : le VIDAL®.

Une autre notion importante mérite d'être rappelée. Il s'agit du **« *mésusage* »** qui est défini comme étant « *une utilisation <u>intentionnelle et inappropriée</u> d'un médicament ou d'un produit, non conforme à l'autorisation de mise sur le marché ou à l'enregistrement ainsi qu'aux recommandations de bonnes pratiques* ».

L'« *erreur médicamenteuse* », elle et contrairement audit mésusage, consiste en « *une erreur <u>non intentionnelle</u> d'un professionnel de santé, d'un patient ou d'un tiers, selon le cas, survenue au cours du processus de soin impliquant un médicament ou un produit de santé mentionné à l'article R.5121-150, notamment lors de la prescription, de la dispensation ou de l'administration* » ; c'est-à-dire, elle concerne le circuit du médicament qui, en réalité, combine deux circuits : un circuit logistique et un circuit d'information.

Il n'est pas inintéressant de souligner aussi ce qu'est une « *exposition professionnelle* » : « *une exposition à un médicament ou à un produit mentionné à l'article R.5121-150 dans le cadre de l'activité professionnelle* ». Ce qu'est un « *abus* » : « *un usage excessif intentionnel, persistant ou sporadique, de médicaments ou de produits mentionnés à l'article R.5121-150, accompagné de réactions physiques ou psychologiques nocives* ». Ce qu'est un « *surdosage* » : « *administration d'une quantité de médicament ou de produit, quantité par prise, ou cumulée supérieure à la dose maximale recommandée par le résumé des caractéristiques du produit [RCP : annexe I de l'AMM (autorisation de mise sur le marché)] mentionné à l'article R.5121-1* ». Ces notions sont utiles à connaître car elles constituent les situations qui relèvent de la pharmacovigilance.

Selon ce même code de la santé publique[5], la « ***pharmacovigilance comporte :***

« *1° Le signalement des <u>effets indésirables</u> **suspectés** d'être dus à un médicament ou à un produit mentionné à l'article R.5121-150, y compris en cas de <u>surdosage</u>, de <u>mésusage</u>, <u>d'abus</u> et <u>d'erreur médicamenteuse</u> tels que définis à l'article R.5121-152, ainsi que la surveillance des effets indésirables liés à une <u>exposition professionnelle</u> et le recueil des informations les concernant. Pour les médicaments faisant l'objet d'une autorisation de mise sur le marché ou d'un enregistrement, cela s'entend dans les cas **d'utilisation conforme ou non conforme** aux termes de cette autorisation ou de cet enregistrement ;*

*2° Le recueil, l'enregistrement, l'évaluation et l'exploitation de ces informations dans **un but de prévention ou de réduction des risques** et au besoin pour **prendre des mesures appropriées**. Ces informations sont analysées en prenant en compte les données disponibles relatives à la vente, à la délivrance et aux pratiques de consommation, de prescription et d'administration aux patients des médicaments*

---

[5] Article R.5121-151 du code de la santé publique.

et des produits mentionnés à l'article R.5121-150 ;

3° La réalisation de **toutes les études et de tous les travaux concernant la sécurité d'emploi** des médicaments et des produits mentionnés à l'article R.5121-150 ».

Ce code de la santé publique[6] ajoute :

« L'exercice de la pharmacovigilance peut nécessiter **la recherche et l'analyse des données** contenues dans le **dossier préclinique d'expérimentation animale** ou dans le **dossier des recherches biomédicales** d'un médicament ou d'un produit mentionné à l'article R.5121-150, ainsi que des informations relatives à **sa fabrication** et à **sa conservation**. »

B. La déclaration de tout effet indésirable « suspecté » et pas nécessairement confirmé : une obligation pesant sur notamment quatre professionnels de santé

La déclaration en pharmacovigilance, si elle est basée essentiellement sur la notification spontanée, n'est pas une option. C'est une obligation qui pèse sur notamment quatre

---

[6] Le même article R.5121-151 du code de la santé publique.

professionnels de santé. En effet, le code de la santé publique dispose :

« *Le <u>médecin</u>, le <u>chirurgien-dentiste</u>, la <u>sage-femme</u> ou le <u>pharmacien</u> déclare immédiatement <u>tout</u> effet indésirable **suspecté** d'être dû à un médicament ou à un produit mentionné à l'article R.5121-150, dont il a connaissance, au centre régional de pharmacovigilance.* »[7]

En France, il existe 31 centres régionaux de pharmacovigilance (CRPV). Chaque CRPV est territorialement compétent sur plusieurs départements.

« *La pharmacovigilance comporte : 1° Le signalement des effets indésirables **suspectés** d'être dus à un médicament (…).* »[8]

Cette obligation est confirmée par les « ***Bonnes pratiques de pharmacovigilance*** » selon lesquelles : « *Fait l'objet d'une déclaration immédiate <u>tout</u> effet indésirable **suspecté** d'être lié à l'utilisation d'un ou plusieurs médicaments qu'il soit grave ou non (…)* ».

---

[7] Article R.5121-161 du code de la santé publique.
[8] Article R.5121-151 du code de la santé publique.

Ces Bonnes pratiques de pharmacovigilance sont édictées par une *« déclaration du 2 février 2018 »* du directeur général de l'agence nationale de sécurité du médicament (ANSM) au visa des dispositions législatives et réglementaires. Elles sont intégrées au code de la santé publique[9].

C. Début de la pharmacovigilance et sa finalité ultime

La pharmacovigilance ne se réduit pas à un système de déclaration d'effets indésirables : ne se limite pas au seul signalement qui n'est que l'amorce d'un processus de vigilance sanitaire.

La pharmacovigilance a pour objet la détection, l'évaluation, la compréhension et la prévention des risques d'effets indésirables des médicaments. Elle a pour but ultime, l'évaluation permanente, en pratique courante, sur une large population de personnes humaines, et l'amélioration du **rapport bénéfice/risque** d'un médicament que ce soit **à l'échelon individuel** (choisir le traitement le mieux adapté à une personne donnée) **ou populationnel de santé publique** (maintenir au non un médicament sur

---

[9] Article R.5121-179 du code de la santé publique.

le marché, informer les prescripteurs de ses risques potentiels, compléter la liste des effets indésirables, ajuster les contre-indications, etc.).

La pharmacovigilance constitue la **phase IV** d'évaluation d'un médicament. Elle **succède aux phases d'essais cliniques (chez l'Homme** : femme et homme**) et précliniques (chez l'animal)** qui précédent l'autorisation de mise sur le marché (AMM). Elle **suit le médicament durant toute sa vie**. Elle concerne les nouveaux, tout comme les anciens, médicaments mis sur le marché. Elle est rendue nécessaire eu égard aux limites, qualitatives et quantitatives, desdits essais cliniques et précliniques qui ne permettent pas de connaître suffisamment le rapport bénéfice/risque d'un médicament malgré une durée d'évaluation moyenne d'environ 10 ans.

Selon la directive 2001/83/CE du Parlement européen et du Conseil du 6 novembre 2001 instituant un code communautaire relatif aux médicaments à usage humain, le « *laps de temps nécessaire pour démontrer que l'usage médical d'un composant d'un médicament est bien établi ne peut cependant pas être inférieur à* **dix ans** *comptés à partir de la première application systématique et documentée de cette substance en tant que médicament à l'intérieur de la Communauté* ».

Les **essais cliniques de phase III** sont des recherches interventionnelles sur l'être humain. Selon la directive 2001/20/CE du Parlement et du Conseil du 4 avril 2001 (concernant le rapprochement des dispositions législatives, réglementaires et administratives des États membres relatives à l'application de bonnes pratiques cliniques dans la conduite d'essais cliniques à usage humain (art. 2, a)), il s'agit de « *toute investigation menée chez l'homme, afin de déterminer ou de confirmer les effets cliniques, pharmacologiques et/ou les autres effets pharmacodynamiques d'un ou de plusieurs médicaments expérimentaux, et/ou de mettre en évidence tout effet indésirable d'un ou de plusieurs médicaments expérimentaux, et/ou d'étudier l'absorption, la distribution, le métabolisme et l'élimination d'un ou de plusieurs médicaments expérimentaux, dans le but de s'assurer de leur innocuité et/ou efficacité* ». La notion d'essai clinique combine **trois critères** : une intervention sur l'organisme humain, un médicament expérimental utilisé pour cette intervention, et une finalité cherchant la **mesure de l'effet** de ce médicament. La fin d'un essai clinique de phase III (expérimentation chez l'Homme) ne pouvant être constatée qu'après la restitution des résultats visant à mesurer les effets du médicament[10].

---

[10] *« POURQUOI LA VACCIATION OBLIGATOIRE ANTI-COVID SERAIT*

Si ces effets démontrent un rapport bénéfice/risque favorable du médicament, ce dernier peut prétendre à une autorisation de mise sur le marché (AMM). Et sa phase IV d'évaluation illimitée, c'est-à-dire la pharmacovigilance, prend le relai et suivra ce produit durant toute sa vie.

D. Effets indésirables prévisibles et imprévisibles

L'effet indésirable peut être **« *prévisible* »** ou **« *imprévisible* »**.

L'effet indésirable « *prévisible* » est souvent dose-dépendant, fréquent, et *a priori* détectable avant la commercialisation du médicament. ; car il est en rapport avec une propriété pharmacologique de ce produit.

À l'inverse, l'effet indésirable « *imprévisible* », est souvent rare, n'a aucun lien connu avec le mécanisme d'action du médicament, dépend de certains facteurs de risque propres à certaines personnes, et ne peut donc *a priori* être détecté avant la mise sur le marché du produit.

UNE VIOLATION DE L'ÉTAT DE DROIT » ; Philippe SÉGUR, Professeur de droit public, 21 juillet 2021.

E. Pharmacovigilance : rappel de quelques affaires historiques

L'histoire médicamenteuse nous rappelle que la surveillance, après commercialisation du médicament, doit concerner aussi bien les récents que les anciens produits.

La tolcapone (TASMAR®) a été suspendue du marché deux mois seulement après sa commercialisation en 1998, à cause d'hépatites fulminantes fatales. À l'inverse, l'amineptine (SURVECTOR®) a été retiré du marché 21 ans après sa commercialisation en 1978 malgré des cas graves de pharmacodépendance observés depuis longtemps. Et, il a fallu aussi 60 ans pour découvrir la néphrotoxicité (toxicité rénale) des fortes doses des analgésiques comme la phénacétine[11].

C'est d'ailleurs l'affaire du ***thalidomide*** qui a contraint de nombreux pays à mettre en place de nouvelles règles encadrant l'enregistrement des médicaments. Ce médicament est à l'origine de **malformations des membres chez des nouveau-nés : entre 5 000 et 10 000 cas estimés.** Synthétisé en 1953 par une firme, puis

---

[11] Connaître le médicament ; Tome 2 ; « *20 000 [morts par an liés au médicament] : Plaise au Président de la République Française* » ; Éditions BoD, septembre 2017.

abandonné, il est repris par une autre firme qui le fabrique. En 1956, il est commercialisé en Allemagne et dans 46 pays essentiellement européens (non commercialisé en France, ni aux États-Unis d'Amérique (USA)). Une autorisation de mise sur le marché (AMM) lui accorde une indication dans l'épilepsie, sans preuve sérieuse d'un rapport bénéfice/risque favorable. L'évaluation clinique, chez les patients, démontre son inefficacité ; mais, révèle ses propriétés sédatives. Dès lors, il est largement prescrit pour notamment les nausées et vomissements **durant la grossesse. L'évaluation du risque n'était fondée que sur des études, menées chez le Rat, qui semblaient rassurantes**. Les **premiers signalements** concernant son potentiel **tératogène** sont enregistrés **en 1958** : des cas d'hypothyroïdie, puis de neuropathies en 1960. En 1961, **deux médecins alertent** : un australien et un allemand. Ils **suspectent** un lien de causalité possible entre l'augmentation de l'incidence du syndrome de « *phocomélie* » (des malformations des membres) chez les nouveau-nés et la prise du *thalidomide* durant la grossesse. Ce médicament est **retiré du marché dans le monde entier. Ce lien sera confirmé, plus tard**, par des études épidémiologiques, plus de 5 ans après sa commercialisation. Cette affaire met en évidence le caractère relatif du rapport bénéfice/risque d'un médicament. Elle a permis le <u>renforcement des exigences concernant les études de tératogénèse</u>, <u>avant</u> l'attribution d'une AMM à un nouveau médicament[12].

L'un des intérêts de la pharmacovigilance réside dans son potentiel d'alerte. Mais, parfois, il est mis en évidence une **persistance dans l'erreur** ; comme l'illustre une autre affaire célèbre : celle du *diéthylstilbestrol (DES, DISTILBÈNE®)*. En 1946, ce médicament est proposé aux États-Unis d'Amérique (USA) pour la prévention des avortements précoces en se fondant **uniquement sur un raisonnement théorique** : celui de la théorie endocrinienne de l'avortement ; et <u>non pas sur des études cliniques menés avec une méthode incontestable</u>. En 1951, cet estrogène de synthèse est prescrit en France chez des **femmes enceintes** pour la prévention des avortements spontanés. En 1953, l'absence de bénéfice est mise en évidence par un essai randomisé en double aveugle versus placebo. Un rapport bénéfice/risque défavorable est même démontré par une étude statistique plus approfondie. Il a

---

[12] *« Des dangers réels, des dommages à grande échelle. Thalidomide : 5 000 à 10 000 nouveau-nés avec malformations des membres »* ; La Revue Prescrire ; août 2013 ; Tome 33 ; N°358 ; pages 565-566.

fallu attendre 1971 pour que le lien de causalité entre la prise de ce médicament et un premier effet indésirable (adénome à cellules claires du vagin), survenu **chez les filles dont les mères avaient reçu ce médicament durant la grossesse**, soit reconnu suite à une étude cas/témoins. Celle-ci contraint la food and drug administration (FDA) à contre-indiquer ce produit pendant la grossesse. Ce n'est que 6 ans plus tard, en 1978, que cette contre-indication sera mentionnée dans le dictionnaire non exhaustif des médicaments (VIDAL®) : ce médicament a été prescrit en France **durant 27 ans chez les femmes enceintes** (de 1951 à 1978, voire à 1981). C'est ainsi qu'en France, près de 160 000 enfants ont été exposés à ce médicament durant le premier trimestre de la grossesse. **D'autres effets indésirables** (autres atteintes gynécologiques et complications obstétricales) seront identifiés chez ces filles dont les mères ont pris du *DISTILBÈNE®* pendant la grossesse : l'adénose vaginale, hypoplasie cervicale parfois associée à une béance cervicale, un utérus en T (utérus hypoplasique), anomalies tubaires, une fréquence élevée de grossesses extra-utérines, d'avortements spontanés et d'accouchements prématurés, etc. Ces effets indésirables contribuent à diminuer la fécondité et à perturber le déroulement de la grossesse. Ce médicament pourrait être également à l'origine d'une fréquence accrue d'hémorragies du post-partum. Les grossesses de ces filles exposées sont à risques. Les **garçons dont les mères ont été exposées pendant la grossesse** à ce médicament seraient aussi concernés par des effets indésirables ; mais les études sont plus limitées dans ce cas : des anomalies anatomiques (kystes épididymaires, hypotrophie testiculaire, cryptorchidie, hypospadias), et spermatiques[13]. Il est question de *« filles DES »* et de *« fils DES »*. En 2016, des **effets nocifs sont mis en évidence chez la « «** *3ème **génération »*** : *« environ un quart des petits-enfants DES sont nés prématurément »* ; *« le nombre d'enfants infirmes moteurs cérébraux a paru accru dans le groupe des petits-enfants DES »* ; *« la mortalité néonatale a été multipliée par 8 chez les petits-enfants DES et le risque d'un enfant mort-né par 2 »* ; *« un risque doublé d'atrésies ou de fistules de l'œsophage chez les petits-enfants DES »* ; *« Les données recueillies chez des rongeurs avec le DES (comme avec d'autres substances) rendent tout à fait plausible que, dans l'espèce humaine aussi, l'exposition in utero au DES expose à des* **effets épigénétiques transmis** *aux générations non exposées directement au DES »* ; *« La prise*

---

[13] *« Des dangers réels, des dommages à grande échelle. Exposition au DES (Distibène®) in utero »* ; La Revue Prescrire ; août 2013 ; Tome 33 ; N°358 ; pages 566-567.

de DES pendant la grossesse a des effets nocifs durant des décennies et sur la descendance » ; *« etc. »*[14].

De ces cas emblématiques jaillit l'utilité de **l'indispensable, l'incontournable et l'incompressible durée d'évaluation clinique** (chez l'Homme) d'un médicament avant sa commercialisation. Un mécanisme d'action, aussi séduisant soit-il en théorie, peut se révéler dangereux une fois transposé à l'Homme. **Seule l'expérimentation clinique** (chez l'Homme) permet de confirmer ou d'infirmer, en pratique, une telle innovation (cf., par exemple, les affaires ***thalidomide***, *diéthylstilbestrol (**DES, DISTILBÈNE®**), Rofécoxib (**VIOXX®**)*).

Ces affaires mettent en évidence l'intérêt du signalement des effets indésirables ; mais aussi les limites de la pharmacovigilance.

---

[14] *« Diéthylstilbestrol (DES) : effets nocifs sur la 3e génération aussi. »* ; Revue Prescrire ; Juillet 2016 ; Tome 36 ; N°393 ; pages : 508-513.

F. Deux limites principales de la pharmacovigilance

La pharmacovigilance présente deux limites majeures : une importante **sous-notification** des effets indésirables suspectés ; et une méthode d'imputabilité qui **ne permet pas d'affirmer la certitude du lien de causalité** entre l'effet indésirable observé et le médicament suspecté.

F.1. Première limite majeure de la pharmacovigilance : une sous-notification importante

« *Si la notification spontanée reste l'outil de base en pharmacovigilance, elle repose sur le volontariat des professionnels de santé. Elle <u>ne fournit aucun renseignement sur la totalité de la population exposée</u>. Les <u>causes de la sous-notification</u> sont nombreuses et connues : difficulté de diagnostic de l'effet indésirable, craintes du médecin, méconnaissance du caractère obligatoire de la déclaration, manque de temps ou d'intérêt de la part du déclarant, etc. (...) Il serait intéressant de connaître le pourcentage des médecins qui identifient un effet indésirable, celui de ceux qui le rattachent à la prise d'un médicament, celui de ceux qui jugent utile de le notifier et celui de ceux qui prennent le* *temps de le faire. Cette « évaporation » correspondant à autant de faux-négatifs (cas survenus mais non identifiés), représente la sous-notification. (...). »*[15]

Le 8 novembre 2021, dans un Tweet publié sur le réseau social Twitter par le réseau français des 31 CRPV (centres régionaux de pharmacovigilance), il est soutenu notamment ceci :

« (...) On dit souvent que la pharmacovigilance souffre de la sous-notification, c'est-à-dire que la plupart des effets indésirables des médicaments ne sont pas déclarés. C'est exact, puisqu'on estime que seul un effet sur 10 est déclaré en France (...). »

Une telle sous-notification interroge sur la promotion et l'utilisation, par les autorités *ad hoc*, de l'analyse cas *« observés/attendus »* qui conduit souvent au rejet du lien de causalité ; puisque le nombre de tel ou tel effet indésirable *« observé »*, mais non déclaré, pourrait s'avérer sous-estimé.

---

[15] *« La pharmacovigilance dans un Centre Hospitalier Général : Modalités pratiques de mise en place, résultats et actions d'améliorations »* ; UMLIL Amine et al. Pharm Hosp 2006 ; 41 (165) : 73-83.

F.2. Deuxième limite majeure de la pharmacovigilance : la difficulté d'établir la certitude du lien de causalité entre l'effet indésirable observé et le médicament suspecté

De façon générale, en pharmacovigilance, il est souvent difficile d'établir, avec certitude, le lien de causalité entre le médicament suspect et l'effet indésirable constaté. D'ailleurs, et selon la méthode[16] utilisée en France pour établir l'imputabilité des effets indésirables des médicaments, lorsqu'un dossier signalé est instruit, les décisions sont rendues dans les termes suivants notamment : **« *Imputabilité intrinsèque* »** très vraisemblable (I4) ; ou vraisemblable (I3) ; ou plausible (I2) ; ou douteuse (I1) ; ou incompatible (Io).

Cette imputabilité intrinsèque <u>définit le degré de relation de cause à effet</u> entre la prise d'un médicament et un événement clinique ou biologique chez un sujet donné. Elle est établie <u>par croisement de sept critères</u> répartis en deux groupes : **« *chronologiques* » (C)** [chronologie vraisemblable (C3) ; plausible (C2) ; douteuse (C1) ; incompatible (Co)] **et « *sémiologiques* » (S)** [sémiologie vraisemblable (S3) ; plausible (S2) ;

---

[16] « *Imputabilité des effets inattendus ou toxiques des médicaments. Actualisation de la méthode utilisée en France.* » ; Thérapie 1985 ; 40 : 111-8.

douteuse (S1)] en utilisant une table décisionnelle.

Les critères de ladite imputabilité *« chronologique »* sont, en général, au nombre de trois : 1) le caractère évocateur du délai d'apparition de l'effet indésirable par rapport à la date d'introduction du médicament suspect ; 2) l'évolution (maintien, amélioration, disparition) de cet effet indésirable après l'arrêt de ce médicament en précisant s'il s'agit d'une évolution spontanée ou sous l'effet d'un traitement symptomatique éprouvé ; 3) l'éventuelle réapparition de l'effet indésirable en cas d'une reprise du médicament.

Les critères de ladite imputabilité *« sémiologique »* sont : le caractère évocateur de la symptomatologie observée, l'existence d'un facteur favorisant la survenue de l'effet indésirable, l'absence d'une autre étiologie, le résultat d'un éventuel examen complémentaire pertinent et fiable.

« L'imputabilité extrinsèque », elle, correspond à une *« imputabilité bibliographique »* concernant les cas publiés. Elle permet de souligner la nouveauté de certains effets : effet déjà décrit dans au moins un des ouvrages pharmacologiques de référence (B3) ; effet publié au moins une fois, décrit avec une sémiologie proche ou rapporté avec un

médicament apparenté (B2) ; autres éventualités (B1) ; effet nouveau jamais publié (B0).

Il existe aussi et notamment un **« score OMS »** (organisation mondiale de la santé) : effet suspect (S) ; effet associé (A) ; effet dû à une interaction (I).

En général, ces imputabilités sont établies par les CRPV (centres régionaux de pharmacovigilance). Cette évaluation peut varier d'un CRPV à l'autre.

Cette **difficulté est accentuée** dans le cas d'une suspicion d'un effet indésirable observé après **une vaccination**. C'est ainsi que, par exemple, un CRPV a pu conclure dans un cas ceci :

« Devant un bilan étiologique complet et négatif, suspicion d'un syndrome de Guillain Barré survenu 15 jours après une vaccination par REPEVAX (vaccin diphtérique, tétanique, coquelucheux et poliomyélitique (inactivé)). » (Les imputabilités retenues sont : *I1 (C1 ; S2) ; B3 ; Suspect (OMS)*.)

Dans le cadre d'une **vaccination**, il n'est pas possible de dé-vacciner une personne ; ce qui **rend inaccessible certains délais** requis par l'imputabilité chronologique et notamment : l'évolution (maintien, amélioration, disparition) de cet effet indésirable après l'arrêt de ce médicament en précisant s'il s'agit d'une évolution spontanée ou sous l'effet d'un traitement symptomatique éprouvé ; l'éventuelle réapparition de l'effet indésirable en cas d'une reprise du médicament.

Toutefois, ne pas pouvoir démontrer avec certitude ce lien de causalité de façon scientifique ne signifie pas, pour autant, que ce lien n'existerait pas. **L'absence de preuve de l'effet ne livre pas une preuve de l'absence de cet effet**. L'absence d'une augmentation statistiquement significative d'un risque n'est pas synonyme d'une absence de risque accru. L'absence de détection de ce dernier pourrait être due à un manque de puissance de l'étude. **Un effet indésirable non révélé ne signe pas, mécaniquement et systématiquement, l'établissement de la preuve d'une innocuité**. C'est ainsi que, par exemple, une étude américaine publiée en 2017 suggère qu'environ **80% des malformations congénitales n'ont pas de cause identifiée au niveau des dossiers médicaux des mères enceintes ou des enfants exposés durant leur vie utérine** ; et que « *le rôle* *des agents tératogènes, dont des médicaments, est probablement sous-estimé »*[17].

G. Lien de causalité entre l'effet indésirable observé et le médicament suspecté selon la jurisprudence

Il y a lieu de distinguer le civil du pénal.

G.1. En matière civile

Dès 2007, le Conseil d'État (CE) semble retenir une présomption simple en considérant que le lien entre la vaccination et l'effet indésirable est acquis lorsque la survenue des symptômes apparaît à *« bref délai »* après la vaccination. Ce *« bref délai »* est estimé à quelques *« mois »*.

En 2008, la Cour de cassation s'est rapprochée de cette position du juge administratif.

Et en 2017, suite à un renvoi préjudiciel, la Cour de justice de l'Union européenne (CJUE) admet que l'existence du **défaut du produit et du lien de causalité** puisse être établie par le

---

[17] « Malformations congénitales : rôle des agents tératogènes sous-estimé ? » ; Revue Prescrire ; avril 2018 ; Tome 38 ; N°414 ; page 271.

biais d'un **faisceau d'indices graves, précis et concordants**[18]. Ces indices, souverainement appréciés par le juge du fond, sont *a priori* **au nombre de trois** : **une proximité temporelle** entre l'administration d'un vaccin et la survenue de l'effet indésirable (rappelant l'imputabilité chronologique utilisée en pharmacovigilance) ; **l'absence d'antécédents médicaux personnels et familiaux en relation avec cet effet indésirable** (rappelant l'imputabilité sémiologique utilisée en pharmacovigilance) ; **l'existence d'un nombre significatif de cas répertoriés et publiés** correspondant à cet effet indésirable et qui sont survenus à la suite de l'administration du produit (rappelant l'imputabilité bibliographique utilisée en pharmacovigilance).

Depuis cet arrêt de 2017 rendu sur le fondement de la directive 85/374/CEE du Conseil du 25 juillet 1985 (relative au rapprochement des dispositions législatives, réglementaires et administratives des États membres en matière de responsabilité du fait des produits défectueux ; directive transposée dans le droit français par la loi n°98-389 du 19 mai 1998 relative à la responsabilité du fait des produits

---

[18] CJUE, 21 juin 2017, aff. C-621/15, *N. W et a. c/ Sanofi Pasteur et a.*.

défectueux ; insérée dans le code civil[19]), **l'absence de certitude scientifique ne semble donc plus être un obstacle insurmontable** pour établir un défaut d'un vaccin (contre l'hépatite B en l'espèce dans cet arrêt de 2017) et le lien de causalité entre l'administration de ce vaccin et la survenue d'un effet indésirable (sclérose en plaques en l'espèce dans cet arrêt de 2017). Désormais, une présomption simple pourrait suffire.

G.2. En matière pénale

En matière pénale, en cas d'homicide involontaire par exemple, les éléments constitutifs de cette infraction semblent exiger notamment la certitude du lien de causalité.

H. Effectivité de la pharmacovigilance : l'exemple d'un cas Choletais à l'origine d'un ajout d'un effet indésirable dans le RCP (résumé des caractéristiques du produit : annexe I de l'autorisation de mise sur le marché (AMM))

Il y a lieu de rappeler comment **un seul cas** d'effet indésirable **a pu conduire à la**

---

[19] Anciens articles 1386-1 et suivants [1386-1 à 1386-18] ; nouveaux articles 1245 et suivants [1245 à 1245-17] suite ordonnance n°2016-131 du 10 février 2016.

modification de l'AMM (autorisation de mise sur le marché). C'est un **cas Choletais** qui date de **2007**. Conformément à la procédure[20] mise en œuvre au centre hospitalier de Cholet depuis 2002, en lien étroit avec le CRPV (centre régional de pharmacovigilance) territorialement compétent, **le circuit emprunté** est le suivant :

Un médecin signale un effet indésirable grave à l'**unité de pharmacovigilance de l'hôpital de Cholet**. Il s'agit d'un problème pulmonaire présumé lié à un médicament : un cas de *« pneumopathie interstitielle »* suspectée sous *« Flécaïnide »* (un médicament de cardiologie) que ce médecin a constaté chez l'un de ses patients. Suite à ce signalement réglementaire, le responsable de la pharmacovigilance à l'hôpital de Cholet se déplace dans le service de soins concerné, échange avec le médecin déclarant, **documente et complète** cette notification en consultant également le dossier du patient.

Avec ce collègue médecin, nous remarquons qu'aucun problème pulmonaire n'est mentionné dans la rubrique *« Effets indésirables »* au niveau du RCP (résumé des

---

[20] *« La pharmacovigilance dans un Centre Hospitalier Général : Modalités pratiques de mise en place, résultats et actions d'améliorations »* ; UMLIL Amine et al. Pharm Hosp 2006 ; 41 (165) : 73-83.

caractéristiques du produit) - version VIDAL® 2008 - de ce médicament suspect. Cette **lacune** nous interpelle : elle concerne toutes les spécialités, à base de *Flécaïnide*, commercialisées en France.

Puis, tout en respectant **l'anonymat du patient**, le dossier est **transmis par l'unité de pharmacovigilance de l'hôpital de Cholet au CRPV** (centre régional de pharmacovigilance) concerné. Notre collègue médecin responsable du CRPV confirme ce constat de carence au niveau du VIDAL® ; et décide donc de **remonter cette information au comité technique national de pharmacovigilance de l'AFSSAPS** (agence française de sécurité sanitaire des produits de santé ; **actuellement ANSM** : agence nationale de sécurité du médicament). Celle-ci diligente alors **une enquête** concernant le **lien de causalité** entre cette « *pneumopathie interstitielle* » et le « *Flécaïnide* ».

Le CRPV **confie l'instruction de ce dossier à l'unité de pharmacovigilance de l'hôpital de Cholet**. Un rapport est rendu dans le délai fixé.

Des **cas** de pneumopathies interstitielles associées à ce médicament **étaient enregistrés dans la base nationale de pharmacovigilance (BNPV) et dans la littérature**. La première autorisation de mise sur le marché (AMM) de ce produit date de 1983. En cette année 2008, la BNPV répertorie **24 cas** de pneumopathies dont

4 cas de fibroses pulmonaires suggérant la responsabilité du *Flécaïnide*. Ces notifications concernent 12 femmes et 12 hommes. L'âge moyen des patients est de 71 ans chez les hommes (extrêmes [52 ; 84]) et de 73 ans chez les femmes (extrêmes [46 ; 83]). Dix-neuf cas (79%) ont entraîné une hospitalisation ou prolongation d'hospitalisation. Un cas était à l'origine d'une incapacité (invalidité). Le délai de survenu n'est pas précisé dans 16 cas. Les autres cas indiquent un délai de survenu variant de 4 semaines à 24 mois. Lorsqu'ils sont précisés, les délais de normalisation de l'atteinte pulmonaire varient de 3 semaines à 1 an. Une difficulté de faire le lien entre cet effet indésirable et le traitement par *Flécaïnide* explique le retard de l'arrêt du médicament et le délai de guérison plus long. En effet, trois cas mettent en évidence la **chronologie suivante** :

– Une normalisation sous corticoïdes et sans arrêt du Flécaïnide ;
– Une récidive à l'arrêt des corticoïdes (ce traitement ne faisait que masquer les symptômes de la pneumopathie) ;
– Une amélioration à l'arrêt du Flécaïnide.

Un cas est suspecté comme ayant pu entraîner le **décès** du patient.

Dans 6 cas, le *Flécaïnide* figure comme étant le seul médicament imputé. Dans 4 cas, un autre médicament (*Amiodarone*) était associé au *Flécaïnide*. En 2008, en plus de ces données extraites de la BNPV (base nationale de pharmacovigilance), l'analyse de **la littérature** montre que le risque de pneumopathie interstitielle lié au *Flécaïnide* est cité dans plusieurs ouvrages et bases de référence. Ce risque a également fait l'objet de quelques publications. Deux cas ont été publiés dès 1991. Le premier concerne un patient traité par *Flécaïnide* et par *Amiodarone*. L'évolution était favorable après l'arrêt du *Flécaïnide* malgré la poursuite de l'*Amiodarone*. Le second cas montre un patient traité par *Flécaïnide* pendant un an lorsqu'il développe un syndrome de détresse respiratoire aigu fatal. **Le pronostic global de ces pneumopathies dépend en grande partie de la précocité du diagnostic**. Une méconnaissance de cet effet indésirable peut donc conduire à une fibrose pulmonaire mettant en jeu le pronostic fonctionnel voire vital.

Mardi 7 octobre 2008, **le responsable de l'unité de pharmacovigilance de l'hôpital de Cholet est invité par le médecin responsable du CRPV à venir présenter ce dossier lors du comité technique national de pharmacovigilance de ladite AFSSAPS**. Nous avons proposé la modification de l'autorisation de mise sur le marché (AMM). Une **proposition acceptée**.

Désormais, cet effet indésirable pulmonaire figure aussi bien dans le VIDAL® version papier 2011, que dans la NOTICE destinée au patient :

« *De très rares cas de pneumopathies interstitielles et de fibroses pulmonaires ont été rapportés* »[21].

Certains pourraient regretter une relative lenteur liée à la procédure. Mais, il s'agit d'un cas réel, vécu, qui démontre l'intérêt clinique des signalements de pharmacovigilance.

Désormais, cette modification de l'information permet non seulement un **diagnostic rapide** du lien de cause à effet entre ce médicament et son effet indésirable pulmonaire. Mais également, une **limitation**, voire une réduction d'éventuelles **dépenses** inhérentes à la prise en charge des conséquences d'un tel effet indésirable.

La notification spontanée en pharmacovigilance est censée constituer **un moyen d'identification précoce** d'un effet

---

[21] Connaître le médicament ; Tome 2 ; « *20 000 [morts par an liés au médicament] : Plaise au Président de la République Française* » ; Éditions BoD, septembre 2017.

indésirable eu égard à son **rôle d'alerte**. Elle serait à l'origine de la majorité des décisions en pharmacovigilance. Elle peut être **complétée par la notification facilitée (suscitée)** à travers l'envoi préalable de fiches de recueil aux prescripteurs, des visites ou appels réguliers aux prescripteurs, la diffusion d'un bulletin d'information sur les effets indésirables, la mise en place de consultations de pharmacovigilance (comme au centre hospitalier de Cholet).

I. La prévention des effets indésirables médicamenteux : l'un des buts majeurs poursuivis par la pharmacovigilance

La pharmacovigilance ne consiste pas uniquement à *"compter les morts"* ; elle vise, avant tout, à les prévenir.

L'un des premiers buts poursuivis par la pharmacovigilance est la prévention des risques d'effets indésirables médicamenteux.

Cette prévention se fonde sur notamment la **sécurisation du circuit du médicament** d'une part ; et sur **l'information** de toute personne humaine concernée d'autre part.

Cette prévention permet notamment **d'éviter de saturer le dispositif de déclaration** des effets indésirables.

I.1. Concernant la sécurisation du circuit du médicament

Il y a lieu de s'intéresser en particulier aux **modalités de prescription médicale et de dispensation pharmaceutique** des médicaments telles qu'elles sont consacrées par notamment le code de la santé publique.

La prescription médicale s'effectue selon les **« données acquises de la science »**[22].

La dispensation pharmaceutique, elle, est réalisée selon les dispositions qui fondent le **métier premier du pharmacien** :

« *Le pharmacien doit assurer dans son intégralité l'acte de dispensation du médicament, **associant à sa délivrance** :*
1° L'analyse pharmaceutique de l'ordonnance médicale si elle existe ;
2° La préparation éventuelle des doses à administrer ;

---

[22] Articles R.4127-8 et R.4127-32 du code de la santé publique.

3° La mise à disposition des informations et les conseils nécessaires au bon usage du médicament.

*Il a un **devoir particulier de conseil** lorsqu'il est amené à délivrer un médicament qui ne requiert pas une prescription médicale.*

*Il doit, par des conseils appropriés et dans le domaine de ses compétences, participer au **soutien apporté au patient**.* »[23]

Ces deux professionnels de santé bénéficient d'une **indépendance professionnelle** qui est garantie par la loi (au sens large). Elle n'est pas là pour le confort du praticien, mais pour la **protection du public**.

Cette sécurisation invite également à **ne pas mettre sur le marché des médicaments insuffisamment évalués**. Afin de ne pas saturer le système de pharmacovigilance, il y a lieu de réguler d'abord en amont du processus à risques.

Pour plus d'informations sur ce sujet, il y a lieu de se référer à un **mémoire**, présenté et soutenu publiquement en 2019, dans le cadre d'un Master 2 Droit de la Santé, sous le titre :

---

[23] Article R.4235-48 du code de la santé publique.

« Le circuit du médicament dans les établissements de santé français face aux articles 223-1 et 223-2 du code pénal « *Des risques causés à autrui* » »[24]

Dans ce mémoire, il est possible de lire notamment ceci :

« *En 2018, la palme du **processus le plus meurtrier** pourrait donc être attribuée au **circuit du médicament**. Il n'est toujours pas sécurisé dans plusieurs établissements de santé. **Ni les infections nosocomiales, ni les accidents de la route, des chemins de fer, de l'aérospatial, de l'aéronautique, du nucléaire, etc. ne peuvent rivaliser avec ce circuit du médicament en termes de dangerosité**. Ce circuit du médicament a quelques avantages par rapport à ses concurrents : l'accident médicamenteux **reste invisible du grand public** ; la responsabilité se dilue dans les recoins d'un processus indéfini ; les moyens se dispersent dans des tâches secondaires et dans des réunions dites pluridisciplinaires ; et la solution est noyée dans les multiples commissions qui prolifèrent au sein des hôpitaux notamment et dans les rapports qui s'entassent. Depuis au moins 1997, force est de*

---

[24] Par Amine UMLIL, Faculté de droit et l'EHESP (école des hautes études en santé publique) de Rennes.

constater que rien n'a changé. Le circuit du médicament **se plait à contempler les conséquences de ses lacunes.** *Et, ce ne sont pas les publications qui manquent. »*

I.2. L'information des personnes humaines: une obligation faisant partie du dispositif de la pharmacovigilance ; une condition de la validité du consentement libre et éclairé et donc de la sauvegarde de la dignité de la personne humaine ; une exigence dont la violation peut faire encourir aux médicaments la qualification juridique de *« produits défectueux »*

Les **«** ***Bonnes pratiques de pharmacovigilance*** **»** susmentionnées, intégrées au code de la santé publique, consacrent un chapitre intitulé : **« *CHAPITRE 7 : BONNES PRATIQUES DE COMMUNICATION SUR LA SÉCURITÉ D'EMPLOI DES MÉDICAMENTS* »**. Elles considèrent :

« ***La*** <u>***communication est un outil de gestion des risques essentiel pour atteindre les objectifs de la pharmacovigilance***</u> *en termes de promotion du* <u>*bon usage*</u> *des médicaments et la* <u>*prévention des risques*</u>*. Elle peut s'adresser aux professionnels de santé, aux patients et aux usagers du système de santé en général. »*

Ce référentiel livre quelques **« PRINCIPES »** :

« **7.1.** La communication sur la sécurité d'emploi de médicaments suit les principes énoncés (...), en particulier :

– est **claire et adaptée** aux destinataires afin de répondre à leurs attentes ;

– est présentée de manière **objective et non trompeuse** ;

– présente **toujours le risque en perspective du bénéfice** attendu ;

– fait état des éventuelles **incertitudes** ;

– est précédée si possible de la **consultation** des patients et **des professionnels de santé**, particulièrement lorsque la situation est complexe ;

– est **cohérente** et coordonnée entre les différents acteurs concernés ;

– tient compte des exigences réglementaires en matière de protection des données individuelles et de confidentialité ;

– est suivie, si possible, d'une évaluation de son impact ;

– ne doit présenter **aucun caractère promotionnel**.

(...)

7.3 Une communication peut également être envisagée :

– (...) ;

— *lorsqu'un risque potentiel ou avéré fait l'objet d'un fort intérêt **médiatique** et nécessite **une clarification**.*

(...). »

L'**obligation** d'une **information claire, loyale et appropriée** pèse sur les professionnels de santé et notamment sur le médecin et le pharmacien[25]. Cette information doit porter notamment sur les **risques fréquents ou graves normalement prévisibles**[26]. La jurisprudence judiciaire et administrative précise que cette information porte sur les **risques fréquents, ou graves même exceptionnels**. Cette information doit être délivrée lors d'un **entretien individuel**. Elle ne se limite pas à la remise d'un écrit ou à un document signé par la personne concernée. L'importance de cet entretien individuel jaillit de la consécration, par le code de la santé publique, de l'interprétariat linguistique. Le **champ d'application** de cette information est large : il concerne les actes de médecine curative, ceux à visée diagnostique, ceux de prévention dont la vaccination constitue un exemple. Ce champ a même été **étendu**, en 2016 par le Conseil d'État, à l'accouchement non pathologique par voie

---

[25] Articles R.4127-35, R.4235-2, R.4235-30, R.4235-48 du code de la santé publique.
[26] Article L.1111-2 du code de la santé publique.

basse (qui n'est pas un acte de soins). Cette information est **pérenne**, sans limite de durée : l'identification d'un effet indésirable après l'administration d'un médicament à une personne donnée doit être portée à la connaissance de cette personne *a posteriori* même si cet effet indésirable n'a pas été relevé chez cette personne ; afin d'anticiper la réalisation de ce risque notamment.

Seuls l'urgence vitale, l'impossibilité ou le refus d'être informé constituent des **exceptions** (pour le dernier cas (refus de savoir), cette exception est levée en cas de risque de transmission d'une maladie à un tiers).

Cette information concerne **aussi bien le bénéfice que le risque** d'un médicament. La **charge de la preuve** pèse sur les professionnels et les établissements de santé ; elle est apportée par un **faisceau d'indices ou un ensemble de présomptions** (nombre de consultations, délai de réflexion, attitude et comportement de la personne, connaissances particulières de la personne, etc.).

Cette information est indispensable car elle est une condition de la **validité du consentement** des personnes humaines. Ce **consentement, libre et éclairé**, est consacré par notre corpus juridique. Ce dernier est composé de textes nationaux (français), régionaux (européens) et internationaux.

Dans ce système juridique, irrigué par l'esprit du *Code de Nuremberg*, le consentement aux soins, notamment médicamenteux, est fondé sur l'**autonomie de la volonté** de la personne. Celle-ci constitue la clé de voûte du respect de **la dignité de la personne humaine**. Cette autorité de la volonté de la personne est fondée sur les **principes d'inviolabilité et d'intégrité du corps humain ; y compris après la mort**. Dans le colloque singulier qui unit la personne à son médecin, ce **consentement**, avec le **secret médical**, est aussi l'une des pièces maîtresses de la **relation de confiance**. Il assure à la personne qu'elle n'est pas un objet, une chose. En outre, ce **consentement est renforcé** dans certaines situations spécifiques telles que celle relative à la **recherche biomédicale**. Une sanction pénale est même prévue en cas de non-respect de cette obligation de recueil du consentement libre et éclairé en pareilles circonstances[27]. Ce consentement concerne également les **personnes vulnérables**.

Et ce n'est point un hasard si le code de la santé publique s'ouvre par une première partie intitulée *« Protection générale de la santé »* et par un chapitre préliminaire ***« Droits de la personne »***. Ces droits sont basés sur trois

---

[27] Article 223-8 du code pénal, cité par l'article 223-9 du même code.

valeurs essentielles dotées d'une <u>autorité constitutionnelle</u> : la liberté individuelle, le droit fondamental à la protection de la santé, et la **sauvegarde de la dignité de la personne humaine**.

Un **défaut d'information,** tout comme **le mésusage,** peut également faire encourir au médicament la qualification juridique de *« produit défectueux »* au sens de la directive communautaire 85/374/CEE du Conseil du 25 juillet 1985 relative au rapprochement des dispositions législatives, réglementaires et administratives des États membres en matière de responsabilité du fait des produits défectueux. Cette directive a été transposée, dans le droit français, par la loi n°98-389 du 19 mai 1998 relative à la responsabilité du fait des produits défectueux. Cette loi a inséré, dans le code civil, les articles 1386-1 et suivants [1386-1 à 1386-18] anciens (nouveaux articles 1245 et suivants [1245 à 1245-17] suite à l'Ordonnance n°2016-131 du 10 février 2016). Il s'agit d'une **responsabilité sans faute du producteur** (de plein droit). Ce dernier ne peut se libérer de son obligation en prouvant qu'il n'a pas commis de faute ou en démontrant que le produit a été fabriqué dans le respect des règles de l'art ou de normes existantes ou qu'il fait l'objet d'une autorisation administrative. Les causes d'exonération du producteur sont limitativement énumérées à l'article 7 de la directive du 25 juillet 1985 et à l'article 1245-10 du code civil. De même, **les établissements publics de santé peuvent engager leur responsabilité sans faute** depuis 2003.

Il y a lieu de vérifier si ces principes généraux de la pharmacovigilance française ont été, ou non, respectés lors de la mise en place de la vaccination contre la Covid-19.

Le cas du vaccin des laboratoires *BioNTech/Pfizer* (BNT162b2 ; Tozinaméran ; COMIRNATY®) est pris comme exemple pour les besoins de la démonstration ; car il est notamment le premier vaccin autorisé, le plus prescrit, qui a donc le plus de recul.

Mais, le raisonnement proposé pourrait être transposé aux autres vaccins contre la Covid-19.

Ces quatre vaccins sont ceux des laboratoires pharmaceutiques *BioNTech/Pfizer* ; *Moderna* ; *Astra Zeneca* ; *Janssen*. Ils ont obtenu une **AMM** (autorisation de mise sur le marché) européenne, centralisée et *« conditionnelle »* respectivement le 21 décembre 2020 ; le 6 janvier 2021 ; le 29 janvier 2021 ; le 11 mars 2021.

Cette AMM est temporaire ; sa durée de validité n'excède pas un an[28].

---

[28] Règlement (CE) N°507/2006 de la Commission du 29 mars 2006 relatif à l'autorisation de mise sur le marché conditionnelle de médicaments à usage humain relevant du règlement (CE) n°726/2004 du Parlement européen et du Conseil (du 31 mars 2004 établissant des procédures communautaires pour l'autorisation et la surveillance en ce qui concerne les médicaments à usage humain et à usage vétérinaire, et instituant une Agence européenne des médicaments).

II. Pharmacovigilance française : des faits relevés durant la campagne de vaccination contre la Covid-19 (Exemple du vaccin des laboratoires *BioNTech/Pfizer* (BNT162b2 ; Tozinaméran ; COMIRNATY®))

« *Vaccination. COVID-19. <u>Si vous avez des courbatures</u> après le vaccin, pas d'inquiétude... <u>c'est que vous avez trop pédalé</u> ! Prenez rdv dès maintenant (...).* »

Telle est l'**affirmation** qui a été publiée, le 9 juillet 2021, sur le compte du Ministre des solidarités et de la santé, Monsieur Olivier VÉRAN, au niveau du réseau social Twitter. À cette affirmation est jointe **une photo** montrant **des jeunes** qui pédalent à la surface de l'eau (la mer ou une rivière ?).

Un tel procédé pourrait être interprété comme un **déni** des effets indésirables, même les plus bénins.

1. Concernant notamment les **effets indésirables graves**, et de façon non exhaustive, dès le **23 décembre 2020**, la HAS (haute autorité de santé) informe sur l'existence de certains « *rares cas d'effets indésirables graves documentés : 4 cas de paralysie faciale et 2 réactions allergiques documentés dans l'avis émis le 21 décembre 2020 par l'EMA [agence européenne du médicament]* ».

Mais, quelques jours plus tard, le **31 décembre 2020**, sur son site, le ministère des solidarités et de la santé publie un

« *PORTFOLIO* ». Ce dernier est joint au « *Guide de la vaccination pour les médecins, infirmiers et pharmaciens* ». Après avoir rappelé l'importance de l'information, ce « *PORTFOLIO* » propose une « *Fiche 2 Informations à destination des résidents en établissements pour personnes âgées et leurs familles* ». Mais, curieusement, cette fiche livre des informations **inexactes et incomplètes** concernant notamment le risque de ce vaccin contre la Covid-19 (*BioNTech/Pfizer*). En effet, concernant les **effets indésirables**, cette même fiche soutient :

« *4. **Y a-t-il des effets indésirables à cette vaccination ?** Comme avec tous les vaccins, il peut y avoir des effets indésirables après la vaccination : une douleur à l'endroit de l'injection, de la fatigue, des maux de tête, des douleurs musculaires ou articulaires, quelques frissons et un peu de fièvre. Ces troubles disparaissent rapidement.* »

Or, cette liste **ne reflète pas totalement celle retenue par l'AMM** (autorisation de mise sur le marché) conditionnelle. Celle-ci retient également : lymphadénopathies, anaphylaxies, hypersensibilités, insomnies, céphalées, paralysies faciales périphériques aiguës (paralysies de Bell), nausées, malaises, etc.

2. Dans le cadre de la vaccination contre la Covid-19, et dès le mois de **janvier 2021**, **l'ANSM** (agence nationale de sécurité du médicament) **a fixé la méthode** concernant **l'analyse des cas** d'effets indésirables déclarés en pharmacovigilance dans le rapport n°2 en date du 28 janvier 2021 intitulé *« Suivi de pharmacovigilance du vaccin Pfizer -BioNTech Comirnaty. Rapport n°2 : période du 16 janvier 2021 au 22 janvier 2021. CRPV de Bordeaux, CRPV de Marseille »*. Cette méthode est la suivante :

*« L'analyse des cas déclarés prend en compte les données cliniques, chronologiques, sémiologiques et pharmacologiques. Elle peut conduire à écarter la responsabilité du vaccin dans la survenue d'un événement indésirable observé dès lors qu'une **autre cause**, **certaine**, est mise en évidence. Aussi ce rapport présente uniquement les effets indésirables pour lesquels le rôle du vaccin est **confirmé ou suspecté** (...). »*

3. Or, cette méthode ne semble **pas avoir été respectée**.

4. L'exemple des **décès** déclarés en pharmacovigilance peut permettre d'illustrer cette distorsion. La présente démonstration se fonde sur les données publiées, sur le site internet de l'ANSM, dans le rapport n°18 intitulé *« Enquête de pharmacovigilance du vaccin Pfizer – BioNTEch Comirnaty Rapport n°18 »*, dès l'été 2021.

5. Ce rapport n°18 de l'ANSM mentionne :

*« (…) un total de **907 cas de décès déclarés** à la date du **26/08/2021**.*
*Uniquement les décès survenus chez des sujets nés vivants et d'âge inférieur à 50 ans font l'objet d'une analyse approfondie : **36 cas de décès** en [au] total (…)*
*Pour les décès de **cause inconnue** : (16 cas, 44,4%) (…). »*

6. Donc, **en l'espèce**, dans ce rapport n°18 qui présente uniquement les cas d'effets indésirables confirmés ou suspectés, au moins **16 décès** sont de *« cause inconnue »*. Aucune *« autre cause certaine »* ne semble donc avoir été *« mise en évidence »* pour ces 16 décès. Par conséquent, et eu égard à cette méthode fixée par l'ANSM elle-même dès le 28 janvier 2021, la **conclusion aurait dû être la suivante** :

« *La responsabilité du vaccin dans la survenue de ces 16 décès **ne peut être écartée**.* »

7. Or, ce rapport n°18 de l'ANSM, lui, **inverse le raisonnement pourtant fixé par cette même ANSM** : « *Pour **les décès de cause inconnue** (16 cas, 44,4%) ou liés à une évolution d'une maladie préexistante (7 cas, 19,5%), aucun élément transmis n'indiquait un rôle potentiel du vaccin* ». Il ajoute [texte reproduit avec les erreurs de frappe] : « *Ce rapport confirme qu'aucun signal de concernant la mortalité n'est identifié à ce jours à partir des données françaises de notification spontanée. Néanmoins, les décès survenus chez les sujets d'âge inférieur à 50 ans continueront à faire l'objet d'une analyse détaillée, en particulier concernant **les morts subites ou sans causes identifiées** ».*

8. En outre, votre enquête parlementaire devrait s'interroger sur les raisons qui pourraient expliquer **pourquoi** « *uniquement les décès survenus chez des sujets nés vivants et d'âge inférieur à 50 ans font l'objet d'une analyse approfondie* ».

9. Pourquoi cette « *analyse approfondie,*

détaillée » n'a-t-elle été effectuée que pour *« 36 cas de décès »* sur un total de *« 907 cas de décès »* déclarés en pharmacovigilance à la date du 26/08/2021 ?

10. Depuis ce hiatus relevé dans ce rapport datant de l'été 2021, il ne nous a plus semblé utile de consulter les rapports ultérieurs de l'ANSM.

11. Ce rapport n°18 de l'ANSM susmentionné révèle aussi **d'autres effets indésirables graves** au sens de l'article R.5121-152 du code de la santé publique (cf. partie I) :

- **649 mises en jeu du pronostic vital ;**
- **9 anomalies congénitales ;**
- **300 invalidités ou incapacités ;**
- **4058 hospitalisations.**

Ce rapport enregistre également **7052** effets indésirables jugés *« médicalement significatifs »*.

12. Dans les autres rapports publiés par l'ANSM et concernant les **trois autres vaccins** contre la Covid-19, il est possible de relever notamment ceci :

— **« 77 décès »** pour le vaccin *Moderna* au 9 septembre 2021 (cf. *« Enquête de pharmacovigilance du vaccin COVID-19 VACCINE MODERNA Rapport n°15 »*) ;
— **« 216 décès »** pour le vaccin *AstraZeneca* au 23 septembre 2021 (cf. *« Enquête de pharmacovigilance du vaccin VAXZEVRIA® Rapport n°16 »*) ;
— **« 24 décès »** pour le vaccin *Janssen* au 23 septembre 2021 (cf. *« Enquête de pharmacovigilance du vaccin COVID-19 JANSSEN® Rapport n°5 »*).

D'ailleurs, ce dernier rapport n°5 concernant **le vaccin *Janssen*** admet *a minima* : « Parmi les décès rapportés depuis le début de la campagne de vaccination, le rôle du vaccin Janssen est difficile à établir au vu des éléments disponibles (pas de compte-rendu d'autopsie, délai très long, autre étiologie évoquée...), mise à part le choc anaphylactique fatal et les 2 décès associés à des poussées hypertensives pour lesquels **le lien avec le vaccin ne peut être exclu** (...) ».

Dans celui concernant le **vaccin AstraZeenca** (rapport n°16), il est indiqué : « **Quatre-vingt-quatre décès** (40,4%)

*correspondent à des **morts subites inexpliquées** (...) Ces décès sont survenus pour **50** (59,5%) cas **dans la semaine suivant la vaccination** (dont 25 dans les 48h) (...) Dans ces circonstances, il n'est **pas possible de statuer** sur un lien physiopathologique avec le vaccin ».*

Dans celui concernant le **vaccin Moderna** (rapport n°15), il est indiqué :

− « ***29*** » **décès** dans la catégorie « ***Mort soudaine ou inexpliquée dans les jours suivants la vaccination*** *(différencier moins d'une semaine/plus d'une semaine de la vaccination) chez une personne qui n'a présenté aucune manifestation nouvelle entre la vaccination et le décès (en dehors d'éventuels effets réactogènes bénins)* » ;

− « ***17*** » **décès** dans la catégorie « *Arrêt cardiorespiratoire précédé de manifestations cliniques inaugurales (par ex : douleur thoracique, puis ACR, dyspnée aiguë, manifestations anaphylactiques, ...) orientant vers une cause éventuelle du décès* » ;

− « ***10*** » **décès** dans la catégorie « *Décès en lien avec l'évolution d'une pathologie chronique déjà présente avant la vaccination (ex : insuffisant respiratoire ou cardiaque connu qui se dégrade après le vaccin)* » ;

− « ***16*** » **décès** dans la catégorie « *Décès après un ou plusieurs jours d'évolution d'une* *symptomatologie aiguë apparue après la vaccination »*.

13. Selon les évaluateurs, la forme rédactionnelle de ces rapports de pharmacovigilance (ci-dessus mentionnés) et l'approche adoptée semblent différentes.

<u>N.B.</u> : Il est surprenant de constater également plusieurs erreurs notamment de frappe dans ces rapports publiés par une agence nationale : l'agence nationale de sécurité du médicament (ANSM).

14. Ce **décalage** entre la méthode fixée par l'ANSM (dans son rapport n°2 en date du 28 janvier 2021 ci-dessus mentionné) et les analyses ultérieures retenues par cette même entité semble avoir motivé la **démission** d'un *« membre du Comité Scientifique Permanent Pharmacovigilance de l'ANSM »* en *« juin »* 2021. Un extrait du **témoignage** de cette personne est proposé dans ce qui suit :

« Bonjour (…),

Je vous ai sans doute dit que j'étais membre du Comité Scientifique Permanent Pharmacovigilance de l'ANSM. J'en ai démissionné en juin, les engagements de "remise à plat du système" n'ayant pas été tenus.

Je viens réagir à votre article (…).

La règle officielle en pharmacovigilance, rappelée dans les premiers rapports sur les vaccins covid, est celle-là : "L'analyse des cas déclarés prend en compte les données cliniques, chronologiques, sémiologiques, et pharmacologiques. Elle peut conduire à écarter la responsabilité du vaccin dans la survenue d'un évènement indésirable observé <u>dès lors qu'une autre cause, **certaine**, est mise en évidence.</u>" (Rapport ANSM du 28.01.2021, p.4. Je vous le transmets ci [si] -besoin). Prenons l'exemple des décès survenus juste après la vaccination des personnes de + de 75 ans par les vaccins Pfizer et Moderna. La cause du décès n'est pas identifiée. En conséquence, lorsque l'ANSM écrit dans ce même rapport "Après analyse des éléments transmis, au regard du terrain de ces patients, des circonstances de décès, et des connaissances actuelles sur le vaccin, rien ne conduit à conclure que ces décès sont en lien avec la vaccination" simplement parce que ces personnes avaient des comorbidités est un abus de langage et ne correspond pas aux faits. Évidemment, les personnes notamment en EHPAD [établissements d'hébergement de personnes âgées dépendantes] ont en grande majorité des comorbidités. Ce n'est pas suffisant pour affirmer qu'il n'y a pas de lien. Selon moi, la vraie formulation devrait être celle-là, selon la règle rappelée par l'ANSM elle-même : "Après analyse des éléments transmis, au regard du terrain de ces patients, des circonstances de décès, et des connaissances actuelles sur le vaccin, rien ne permet de conclure que ces décès <u>ne</u> sont <u>pas</u> en lien avec la vaccination, car <u>aucune autre cause certaine</u> n'a été mise en évidence." Cette différence entre la règle et son application par l'ANSM est inacceptable.

Vous écrivez (…) [concernant la sous-notification des effets indésirables qui est l'une des limites de la pharmacovigilance] (…). On peut même penser que **les vaccinateurs (médecins, pharmaciens, etc.) ne vont pas se précipiter pour déclarer un effet indésirable post-vaccinal**, notamment **s'il est grave**, car "on ne met pas en cause la vaccination", c'est un tabou bien intériorisé. Nous avons des témoignages très nombreux à ce sujet.

(…)

On peut penser qu'un jour une <u>**enquête judiciaire**</u>, et/ou une <u>**commission d'enquête parlementaire**</u>, vont se pencher **sur les mensonges** qui ont émaillé cette histoire du Covid.

Il faudrait que ces enquêtes analysent les déclarations d'effets indésirables (qui les a faites, selon quels critères, quel degré de fiabilité…).

Bien à vous,
(...) »

L'auteur de ce témoignage, dont un extrait est ci-dessus mentionné, a récemment **confirmé son analyse** dans un autre document :

« J'ai été nommé membre du Comité Scientifique Permanent de l'ANSM sur la pharmacovigilance en septembre 2019, en tant que représentant des associations agrées des usagers du système de santé. J'en ai démissionné en juin 2021, par suite du **refus de l'ANSM** de procéder à une remise à plat des conditions de mise en œuvre de la pharmacovigilance en France, alors que j'ai la conviction que **son fonctionnement actuel ne permet pas de protéger efficacement les Français des effets indésirables** des produits de santé. »

15. L'analyse révélée par l'auteur de ces deux témoignages vient confirmer celles proposées dans les articles du CTIAP (centre territorial d'information indépendante et d'avis pharmaceutiques) du centre hospitalier de Cholet ; et en particulier celui qui a été publié, le **20 janvier 2021**, sous le titre : *« **Décès après la vaccination contre la Covid-19 : la « preuve diabolique » (exigée des familles des personnes***

décédées) ». Dans cette réflexion, on peut lire notamment ceci :

« (…)
L'ANSM [agence nationale de sécurité du médicament] a également été informée du **décès** d'une personne résidant **en EHPAD** [établissement d'hébergement de personnes âgées dépendantes] et vaccinée contre la Covid-19 le 13 janvier avec le vaccin Comirnaty [des laboratoires BioNTech/Pfizer]. <u>Aucun effet indésirable **immédiat** n'a été constaté suite à la vaccination. Le décès est intervenu environ **deux heures** après</u> la vaccination. Le patient ne présentait pas de signes physiques de réactions allergiques. Au regard de ces éléments, des antécédents médicaux et du traitement lourd de la personne, rien ne permet de conclure que ce décès est en lien avec la vaccination (…).

Au lieu d'exiger de ces familles de prouver l'existence dudit « lien de causalité », ne serait-il pas plus opportun, et plus juste, de **<u>demander aux experts</u>** (pharmacovigilance, médecine légale (autopsies), etc.) **<u>d'apporter la preuve qui permet d'exclure</u>** ce lien de causalité ?

Un tel changement de paradigme pourrait permettre de mettre un terme à ladite « preuve diabolique » (…).

Un tel revirement d'approche, un tel renversement de la charge de la preuve, pourrait, *peut-être, rétablir* **la confiance** *perdue et un minimum d'apaisement pour ces familles (en leur évitant l'habituel « parcours du combattant »).*

À qui devrait profiter le doute ? *Aux familles des personnes décédées ? Ou aux produits pharmaceutiques et à leurs fabricants ? »*

16. D'ailleurs, dès **2011**, un rapport de l'**inspection générale des affaires sociales (IGAS)**, intitulé *« Rapport sur la pharmacovigilance et gouvernance de la chaîne du médicament »*, constate *«* **une pharmacovigilance en décalage avec les objectifs affichés** *».* Les inspecteurs de l'IGAS appellent à un *« changement de méthode et de culture ».* Ils soutiennent que *«* **la pharmacovigilance française n'a adapté ni ses méthodes, ni ses outils au fil du temps** *»* et que des *« réformes d'ampleur s'imposent ».* Ils proposent notamment ceci : *«* **la logique d'évaluation des cas doit être modifiée pour que le doute profite au malade et non au médicament**. Cela signifie notamment que dans les enquêtes de pharmacovigilance, le calcul du risque soit réalisé en effectuant tous les redressements utiles ».* Ils suggèrent également de *« supprimer l'usage de l'imputabilité clinique dans les enquêtes de pharmacovigilance »* en expliquant : « *l'étape d'évaluation des cas prend appui sur une étude d'imputabilité des cas qui laisse une large part à l'imputabilité clinique,* **spécificité française**. *Si historiquement, l'imputabilité a été établie pour minorer la subjectivité dans l'évaluation des cas, l'utilisation de l'imputabilité clinique semble aboutir aujourd'hui à une* **non-prise en compte de cas notifiés** *qui sont* **pourtant présents** *dans la base de données au moment de l'évaluation des cas et du risque* ».

17. À la demande d'un professionnel du droit, nous avons dû analyser le cas d'un **autre effet indésirable grave** survenu après l'administration de ce vaccin contre la Covid-19. Ce cas concerne **un enfant** qui n'a aucun antécédent médical ou chirurgical identifié. Environ 4 jours après l'injection du vaccin, une baisse brutale et sévère de l'acuité visuelle est observée pour les deux yeux. La vision devient floue. Une **quasi cécité** (presque aveugle) est relevée. Elle reste inexpliquée. Cet effet indésirable motive l'hospitalisation de cet enfant. Le traitement entrepris par les médecins est qualifié d'« *empirique* » et n'a pas eu une efficacité significative. Une prise en charge sociale est mise en place. L'enfant aurait été déscolarisé et aurait perdu son autonomie. Un extrait de notre conclusion (avis de pharmacovigilance), rendue après une analyse développée sur plusieurs pages, est proposé dans ce qui suit :

« (…) **la responsabilité du vaccin** contre la Covid-19 (des laboratoires BioNTech/Pfizer) dans la survenue de cette rétinite aiguë chez cet enfant, si elle ne peut être affirmée avec certitude eu égard aux limites de la pharmacovigilance susmentionnées, **ne peut pas être exclue**. D'autant plus qu'il existe encore des incertitudes sur le rapport bénéfice/risque de ce vaccin. Ce produit, dont les essais cliniques sont toujours en cours, ne bénéficie d'ailleurs que d'une autorisation de mise sur le marché (AMM) « conditionnelle ». Les éléments disponibles pourraient révéler des indices graves, précis et concordants suggérant **une présomption simple du lien de causalité** entre la survenue de cette rétinite aiguë et l'injection de ce vaccin (contre la Covid-19) chez cet enfant. (…). »

<u>Postérieurement à notre rapport établi</u>, nous avons reçu **un courrier émanant de l'établissement de santé** qui a participé à la prise en charge de cet enfant. Dans ce courrier dont l'objet indique **« Avis pharmacovigilance »**, il est possible de lire :

« (...) chez cet enfant, en l'absence d'autre étiologie [cause] retrouvée, le rôle du vaccin **ne peut être exclu**. (...). »

Nos conclusions sont donc **identiques** alors qu'aucune concertation n'a eu lieu avec cet établissement de santé. Les deux analyses proposées sont **conformes à notamment la méthode**, susmentionnée, définie par l'ANSM (agence nationale de sécurité du médicament) elle-même.

Il reste donc à savoir si cet effet indésirable, qui pourrait être considéré comme un **signal potentiel**, serait pris en compte par les autorités *ad hoc* ; et notamment par l'ANSM.

18. Ce doute devrait profiter aux personnes humaines. D'autant plus que l'ANSM (agence nationale de sécurité du médicament), elle-même, confirme l'une des limites susmentionnées de la pharmacovigilance : l'importante **sous-notification** des effets indésirables observés. En effet, dans notamment son document de synthèse relatif au *« Suivi des cas d'effets indésirables des vaccins COVID-19 »* habituellement publié, l'ANSM admet ceci :

« *Dans le cadre de la campagne de **vaccination contre la Covid-19**, nous avons* mobilisé l'ensemble des centres régionaux de pharmacovigilance (CRPV) dans le dispositif de surveillance renforcée. Cette enquête nationale contribue à détecter des signaux de sécurité en vue de prendre des mesures de réduction du risque. **Elle n'a pas vocation à rendre compte de l'exhaustivité du nombre** de cas d'effets indésirables réellement survenus **en France** chez les personnes vaccinées (...). »

19. Ce doute devrait bénéficier aux personnes humaines. D'autant plus de nombreuses **incertitudes** demeurent. Celles-ci concernent non seulement le rapport **bénéfice/risque** de ce vaccin ; mais également sa **composition même,** ce qui semble pour le moins **inédit**.

Il est utile de rappeler que des *« données supplémentaires »* étaient attendues concernant ladite *« composition »* de ce vaccin. En effet, selon un **calendrier** établi par les autorités *ad hoc*, ces preuves complémentaires concernent : *« la caractérisation de la substance active et du produit fini »* ; le renforcement de la *« stratégie de contrôle »* afin d'assurer une *« qualité constante du produit »* ; des *« données de validation supplémentaire »* en vue de *« confirmer la reproductibilité du procédé de fabrication du produit fini »* ; le *« procédé de* *synthèse »* et la *« stratégie de contrôle »* de deux excipients, qui seraient nouveaux (*« ALC-0315 »* et *« ALC-0159 »*), en vue de confirmer leurs *« profils de pureté »* et d'assurer un *« contrôle de qualité »* et une *« reproductibilité entre les lots tout au long du cycle de vie du produit fini »*.

De même, *« en vue de confirmer l'efficacité et la sécurité »* du vaccin, deux rapports sont attendus par les agences de régulation respectivement pour **« décembre 2023 »** et **« juillet 2024 »**.

Ces informations sont disponibles dans l'**annexe II, au paragraphe E** intitulé *« Obligation spécifique relative aux mesures post-autorisation concernant l'autorisation de mise sur le marché conditionnelle »*, de l'autorisation de mise sur le marché (**AMM**) *« conditionnelle »* : temporaire dont la durée de validité n'excède pas un an[29].

Les essais cliniques de phase III de ces vaccins ne sont pas terminés. Ces produits sont donc **expérimentaux**[30][31].

---

[29] Règlement (CE) N°507/2006 de la Commission du 29 mars 2006 relatif à l'autorisation de mise sur le marché conditionnelle de médicaments à usage humain relevant du règlement (CE) n°726/2004 du Parlement européen et du Conseil (du 31 mars 2004 établissant des procédures communautaires pour l'autorisation et la surveillance en ce qui concerne les médicaments à usage humain et à usage vétérinaire, et instituant une Agence européenne des médicaments).
[30] *« POURQUOI LA VACCIATION OBLIGATOIRE ANTI-COVID SERAIT UNE VIOLATION DE L'ÉTAT DE DROIT »* ; Philippe SÉGUR, Professeur de droit public, 21 juillet 2021.

Il y a lieu de rappeler que, par exemple, dans le cas du vaccin *BioNTech/Pfizer*, le **24 décembre 2020**, la haute autorité de santé (HAS) constate que les résultats des essais cliniques *« ont un recul de 1,5 mois »* seulement. Pendant que la directive 2001/83/CE susmentionnée exige une durée minimale de *« 10 ans »* pour *« démontrer que l'usage médical d'un composant d'un médicament est bien établi »*.

C'est <u>**la durée du suivi**</u> qui permet de connaître suffisamment le rapport bénéfice/risque d'un médicament (vaccin) ; et non pas le nombre de personnes vaccinées (nombre d'injections) avec une faible durée d'évaluation.

20. La **composition initiale** du vaccin contre la Covid-19 (*BioNTech/Pfizer*) semble avoir **changé**. Et désormais, **plusieurs compositions** semblent avoir bénéficié d'une autorisation de mise sur le marché (AMM) conditionnelle. Les différences entre ces multiples compositions concernent notamment les **excipients** : c'est-à-dire les produits qui accompagnent la substance active du vaccin. Il

---

[31] *« SUR LA LICÉITÉ D'UNE OBLIGATION VACCINALE ANTI-COVID »* ; Phillipe SÉGUR, Professeur de droit public ; Revue des droits et libertés fondamentaux (RDLF), RDLF 2021, chron. n°20.

serait utile de connaître, de façon précise, la **date** de mise sur le marché de chacune de ces compositions.

Les compositions destinées aux personnes âgées de 12 ans et plus sont-elles commercialisées en même temps ? La composition initiale est-elle toujours en circulation ? Pour quelles raisons cette composition initiale a-t-elle changé ? Les modalités de manipulation, de préparation, de conservation, etc. de ces différentes formes pharmaceutiques sont-elles les mêmes ? Etc. **Autant de questions** qui invitent à consulter attentivement les mentions légales figurant dans l'AMM (autorisation de mise sur le marché) conditionnelle de chacune de ces formes pharmaceutiques **afin d'éviter d'éventuelles erreurs** médicamenteuses.

Lors de chaque injection d'une dose de ce vaccin, et comme pour tout médicament, la **traçabilité** des opérations est un acte important. Cette traçabilité concerne notamment la prescription médicale, l'analyse pharmaceutique, la forme pharmaceutique, la date de l'injection, le numéro et la date de péremption du lot administré, etc.

21. Des **dates de péremption** de certaines doses de ce vaccin auraient été

prolongées sur un fondement qui serait hors de notre portée.

22. Interrogée **sur la validité de cette AMM conditionnelle,** et **sur la transmission des preuves complémentaires attendues et prévues dans le calendrier établi par les agences de régulation**[32], l'agence nationale de sécurité du médicament (ANSM) semble fournir <u>deux réponses différentes</u> selon la qualification de l'auteur des questions d'une part ; et selon la qualification de l'auteur de la réponse au sein de l'ANSM d'autre part. Pour résumer, à un « *avocat* », la « *directrice générale* » de l'ANSM répond qu'elle "ne sait pas" ; pendant que la « *Cellule Accueil des usagers* » répond à un « *médecin* » que "tout va bien".

La « *directrice générale* » de l'ANSM s'est contentée de relayer les questions posées à la directrice exécutive de l'agence européenne du médicament (EMA). Et le 24 septembre 2021, le même avocat reçoit la réponse suivante de l'EMA :

« *Nous vous informons que l'ANSM a transmis le 14 septembre la lettre susvisée à*

---

[32] Cf. notamment le paragraphe « *E* » de l'annexe II de cette AMM conditionnelle.

l'Agence européenne du médicament. Nous examinons actuellement votre demande et vous répondrons en temps voulu. »

Or, les réponses aux questions posées sont urgentes. Les dates des échéances fixées relatives aux demandes de renouvellement, dont le respect impératif est une condition de la validité de ces AMM, sont dépassées : 21 juin 2021 (pour le vaccin *BioNTech/Pfizer*), 6 juillet 2021 (pour le vaccin *Moderna*), 29 juillet 2021 (pour le vaccin *AstraZeneca*), 11 septembre 2021 (pour le vaccin *Janssen*)[33].

Les incertitudes concernent même la *« qualité »* de la *« substance active »* et des *« excipients »*, du *« procédé de fabrication »*, de la *« reproductibilité des lots »* commercialisés ; c'est-à-dire la qualité intrinsèque, la composition, le cœur même, de ces vaccins. Ce qui semble inédit. Sur ce point, des preuves complémentaires étaient également attendues aux échéances suivantes : janvier 2021, 31 mars 2021, avril 2021, juillet 2021 (pour le vaccin *BioNTech/Pfizer*) ; janvier 2021, avril 2021, juin 2021 (pour le vaccin *Moderna*) ; 5 mars 2021, 30 avril 2021 (pour le vaccin *Astra Zeneca*) ; 31 mars 2021, 15 août 2021 (pour le vaccin *Janssen*)[34].

---

[33] Cf. point 9 du Préambule et article 6 dudit Règlement (CE) N°507/2006.
[34] Cf. notamment le paragraphe *« E »* de l'annexe II de cette AMM conditionnelle.

Mais, lesdites ANSM et EMA, notamment, ne semblent pas s'inquiéter davantage du respect, par les fabricants de ces produits, du calendrier fixé.

23. Dans un rapport, publié en 2017 par l'agence européenne du médicament (EMA) qui a fait un bilan sur les dix premières années de sa pratique des AMM (autorisation de mise sur le marché) conditionnelles de 2006 à 2016, **souvent, ces preuves attendues ne sont pas fournies par les laboratoires pharmaceutiques**. La revue *Prescrire* relève que « *des questions qui restent en suspens si l'EMA n'est pas plus exigeante, avec* **le risque de laisser longtemps les patients exposés à des médicaments dont la balance bénéfices-risques n'est pas favorables** »[35].

24. La « *directrice générale* » de l'ANSM répond qu'elle "ne sait pas" alors que l'article 20.4 du règlement (CE) n°726/2004 susmentionné prévoit que lorsqu'une **action d'urgence est indispensable pour protéger la santé humaine** ou l'environnement, **un État**

---

[35] Article de la revue *Prescrire* « *AMM "conditionnelles" avec très peu de données* », novembre 2017.

membre peut, de sa propre initiative** ou à la demande de la commission, **suspendre l'utilisation sur son territoire d'un médicament à usage humain autorisé** conformément au présent règlement.

Or, comment une telle action d'urgence pourrait être possible en France si même l'ANSM ne suit pas le dossier : ne sait même pas si l'AMM est toujours valable ?

25. Ce doute doit profiter aux personnes humaines. D'autant plus que les essais cliniques de ces vaccins ne sont pas terminés. Les vaccins contre la Covid-19 sont des médicaments immunologiques **expérimentaux** du seul fait qu'ils soient encore en phase d'essais cliniques et qui sont autorisés à titre dérogatoire[36][37].

26. L'inefficacité d'un médicament est considérée comme **un effet indésirable qu'il convient de déclarer en pharmacovigilance**. Tel

---

[36] « *SUR LA LICÉITÉ D'UNE OBLIGATION VACCINALE ANTI-COVID* » ; Phillipe SÉGUR, Professeur de droit public ; Revue des droits et libertés fondamentaux (RDLF), RDLF 2021, chron. n°20.
[37] « *POURQUOI LA VACCIATION OBLIGATOIRE ANTI-COVID SERAIT UNE VIOLATION DE L'ÉTAT DE DROIT* » ; Philippe SÉGUR, Professeur de droit public, 21 juillet 2021.

est le cas des **échecs vaccinaux**. C'est ainsi que le 3 août 2021, un **message urgent de la direction générale de la santé (DGS)**, et du responsable de la *Task Force Vaccination*, nous indiquait :

« *Pour répondre à la progression du variant Delta sur le territoire national et dans la continuité des <u>travaux d'évaluation de l'efficacité</u> de la vaccination dans la lutte contre la Covid-19, il est important de **maintenir un suivi des <u>échecs vaccinaux</u>** et notamment ceux identifiés chez des personnes chez qui est suspectée la présence du variant Delta (…) Les **cas d'<u>échecs vaccinaux</u>** dits « **graves** »* sont les échecs vaccinaux ayant entraîné une <u>mise en jeu du pronostic vital</u> ou ayant <u>conduit au décès</u>, ainsi que les <u>hospitalisations</u> qui ne sont pas dues à la surveillance en lien avec des comorbidités sans signes d'aggravation de la maladie. »

D'ailleurs, dans une « **<u>Note d'alerte du Conseil scientifique</u>** COVID-19 », en date du 20 août 2021 (actualisée le 25 août 2021), le conseil scientifique se contente d'utiliser le <u>conditionnel</u> : « *la protection contre les formes sévères de la maladie conférée par les vaccins **serait** de l'ordre de 90-95%* ».

27. Le 21 décembre 2020, en réponse à la saisine du ministre des solidarités et de la santé, Monsieur Olivier VÉRAN, le **comité consultatif national d'éthique (CCNE)** élabore un document concernant les *« Enjeux éthiques d'une politique vaccinale contre le SARS-COV-2 »*. Ce document du CCNE insiste sur plusieurs points importants et notamment les suivants :

*« (…) des vaccins mis sur le marché, **des précisions doivent encore être recueillies quant à leur efficacité**, sur le temps long, en fonction des populations-cibles ou quant aux éventuels **effets secondaires [indésirables]** induits »* ;

*« (…) <u>**il ne faut pas sous-estimer les incertitudes**</u> qui subsistent (…) »*.

28. Concernant l'efficacité du vaccin contre la Covid-19 (*BioNTech*/Pfizer) sur **la prévention des formes *« graves »***, des <u>**contradictions**</u> sont relevées dans les écritures et affirmations des autorités *ad hoc* :

Le **7 décembre 2020**, un compte-rendu d'une réunion qui s'est tenue sous la présidence de la ministre déléguée chargée de l'autonomie, Madame Brigitte BOURGUIGNON, souligne : *« Ce vaccin permettrait de réduire considérablement les risques de forme grave dues à l'infection au*

COVID-19 ». L'**incertitude** et la prudence jaillissent de la conjugaison du verbe au conditionnel : *« permettrait »*. Mais, l'emploi du mot *« considérablement »* étonne en pareilles circonstances.

Le **23 décembre 2020**, soit deux jours après l'octroi de l'AMM conditionnelle au vaccin des laboratoires *BioNTech/Pfizer* (BNT162b2 ; Tozinaméran ; COMIRNATY®), la haute autorité de santé (HAS) indique[38] : « *A ce stade, les données* **ne permettent pas de confirmer** *l'impact de la vaccination par le BNT162b2* **sur les hospitalisations**, *les hospitalisations* **en unité de soins intensifs**, *ni de démontrer un impact* **sur la mortalité**. » Autrement dit, l'efficacité de ce vaccin sur la prévention des formes graves de la Covid-19 n'est pas démontrée. Mais, la HAS ajoute : « *Il est toutefois noté un effet sur l'incidence des formes sévères (efficacité de 88,9%* **[IC95% = (20,1 ; 97,7)]***) ».* La manœuvre semble **subtile pour les non spécialistes** : ces derniers risquent de ne lire que le chiffre de

---

[38] « *RECOMMANDATION VACCINALE. Stratégie de la vaccination contre la Covid-19. Place du vaccin à ARNm COMIRNATY® (BNT162b2) dans la stratégie. Validé par le Collège le 23 décembre 2020* » (deux documents mis en ligne le 24 décembre 2020). Et « *Vaccination contre la Covid-19 : la HAS définit la stratégie d'utilisation du vaccin Comirnaty. Communiqué de presse – Mis en ligne le 24 déc. 2020* ».

« *88,9%* » sans s'interroger sur ce qu'est cet intervalle de confiance « *[IC95% = (20,1 ; 97,7)]* » qui est donné à côté de ce chiffre. De façon résumée, **plus cet intervalle est large, plus l'incertitude est grande, plus le résultat ne peut être interprété de façon sérieuse**. Ce qui pourrait expliquer l'emploi du conditionnel par la ministre déléguée chargée de l'autonomie, Madame Brigitte BOURGUIGNON (compte-rendu du 7 décembre 2020).

Ce **23 décembre 2020**, la HAS précise aussi qu'« *en raison d'un manque de puissance, **il n'est pas possible de conclure** spécifiquement chez les patients de **plus de 75 ans*** ». Et « *recommande que des études complémentaires soient menées dans cette sous-population [personnes âgées de plus de 75 ans]* ».

Ce **23 décembre 2020**, la revue *Prescrire*, elle aussi, publie un article sous le titre « *Vaccin covid-19 à ARN messager tozinaméran (Comirnaty® des firmes Pfizer et BioNTech) et personnes âgées : quelques données, beaucoup d'incertitudes* ». Par exemple, cet article confirme ceci : « ***Plus l'âge est avancé, plus l'incertitude est grande*** *(…) Chez les personnes âgées de 75 ans ou plus (…) L'intervalle de confiance (…) de la réduction relative du risque est très large : -12,1% à 100%. Ce résultat montre* que <u>cet essai n'a pas été conçu pour évaluer l'efficacité du vaccin chez les personnes âgées de 75 ans ou plus</u> ».

Le **31 décembre 2020**, sur son site, le **ministère des solidarités et de la santé** publie un **« PORTFOLIO »**. Ce dernier est joint au **« Guide de la vaccination pour les médecins, infirmiers et pharmaciens »**. Après avoir rappelé l'importance de l'information, ce *« PORTFOLIO »* propose une **«** *Fiche 2 Informations à destination des résidents en établissements pour personnes âgées et leurs familles* **»**. Mais, curieusement, cette fiche livre des <u>informations inexactes et incomplètes</u> concernant le bénéfice et le risque de ce vaccin contre la Covid-19. En effet, concernant le bénéfice, cette fiche soutient : « *1. **Pourquoi se faire vacciner contre la COVID-19 ?** » : La vaccination **vous protégera des complications et de la survenue des formes graves** de cette maladie. Les études ont montré que le vaccin était **très efficace pour protéger** d'une infection* ». Cette fois, la conjugaison du verbe, au futur notamment, signe la certitude : « *vous protégera (…) très efficace pour protéger* ». Et pourtant, une telle affirmation est **fausse**. Elle n'est d'ailleurs pas la seule.

Le **11 janvier 2021**, le **conseil scientifique du collège national des médecins généralistes** enseignants (CNGE) vient contredire l'affirmation du ministère des solidarités et de la santé :

« les **données importantes font encore défaut**, par exemple :
— L'efficacité dans la population des sujets âgés de 75 ans et plus (prioritairement concernés par la campagne de vaccination en France), car l'effectif de ces sujets était insuffisant dans l'essai pour observer un résultat fiable ;
— L'efficacité sur les hospitalisations et la mortalité (…). »

Le **18 février 2021**, une conférence de presse est organisée. **Le ministre des solidarités et de la santé**, Monsieur Olivier VÉRAN, contredit le ministère des solidarités et de la santé : « ***on serait bientôt en mesure de dire si** la vaccination en EHPAD [établissements d'hébergement de personnes âgées dépendantes] **permet d'éviter les formes graves**, d'éviter les hospitalisations (…) **aucun pays européen encore ne dispose de données publiées fiables*** ». Il soutient :

« (…) j'ai dit tout à l'heure dans mon intervention qu'on serait bientôt en mesure de dire si la vaccination en EHPAD [établissements d'hébergement de personnes âgées *dépendantes] permet d'éviter les formes graves, d'éviter les hospitalisations.* **Quand nous aurons ces données fiables ; aucun pays européen encore ne dispose de données publiées fiables** *de ce point de vue-là. J'espère, comme vous j'imagine puisque vous me posez la question et comme les 700 000 résidents en EHPAD et toutes leurs familles, que nous pourrons lever davantage les contraintes sanitaires qu'ils subissent depuis maintenant un an. »*

Le **25 avril 2021**, le **haut conseil de la santé publique (HCSP)** publie les conclusions de son avis rendu, le 11 avril 2021, sous le titre « *Avis relatif à l'adaptation des conduites à tenir et des recommandations pour les personnes ayant bénéficié d'un schéma vaccinal complet contre la Covid-19* ». Ce document « *recommande pour les personnes ayant bénéficié d'un schéma vaccinal complet* » notamment ceci :

« *Dans un cadre privé familial ou amical en milieu intérieur fermé :*
Que toutes les personnes réunies puissent ne pas porter de masque si elles ont toutes bénéficié d'un schéma vaccinal complet et à condition de respecter les autres mesures barrières : hygiène des mains, distance interindividuelle, aération et limitation à 6 du nombre de personnes. Cette recommandation **ne**

s'applique pas, dès lors que l'un des membres présente un facteur de risque de forme grave (âge, comorbidité). »

Si réellement ce vaccin est efficace contre les formes *« graves »*, pourquoi alors ce HCSP exige-t-il de maintenir toutes ces autres mesures barrières ; et surtout pourquoi met-il fin à sa recommandation dès lors que l'un de ces membres présente un facteur de risque de forme grave ? Et alors même que ce même HCSP semble prendre en compte cette soi-disant efficacité sur les formes graves dans une *« position d'espoir »*… précise-t-il.

En **avril 2021**, la revue Prescrire confirme que les essais cliniques *« n'ont pas été conçus pour évaluer la prévention des formes graves »*. Elle rappelle aussi plusieurs autres points : « **Aucune corrélation** n'est démontrée entre la réponse immunitaire et l'efficacité clinique de ces vaccins [à ARN Messager : COMIRNATY® ; et celui de Moderna] » ; « Peu de personnes dans les essais ont eu une forme grave de la maladie covid-19. Les résultats vont dans le sens d'une diminution de la fréquence des formes graves dans les groupes vaccin (…) **mais non démontrée par ces essais comparatifs** » ; « Ces données sont **insuffisants pour connaître** l'efficacité **éventuelle** de ces vaccins sur **la mortalité** liée à la maladie covid-19 ou sur **la mortalité globale** ».

« *Peu de personnes dans les essais ont eu une forme grave de la maladie covid-19.* » ? Comment expliquer donc ce faible taux de recrutement des personnes avec des formes « *graves* » ? Eu égard aux annonces de plusieurs États et aux nombreuses mesures restrictives des droits et libertés fondamentaux imposées à la population ?

En ce mois d'**avril 2021**, concernant les « *données épidémiologiques **israéliennes*** », la revue Prescrire relève que « *selon une publication <u>n'ayant pas encore fait l'objet d'une relecture par un comité indépendant</u> (...) le risque de formes graves a été estimé comme étant environ 90% plus petit (au moins 75% plus petit) à partir d'une semaine après la 2e injection que le risque dans la population générale* ». Mais, cette revue précise immédiatement que **« *ces résultats sont de <u>faible niveau de preuves</u> car issus de données épidémiologiques où les groupes comparés ne sont pas semblables* »**. Enfin, dans sa conclusion intitulée **« *en pratique* »**, cette revue se contente d'affirmer que ces vaccins à ARN Messager « *diminuent fortement à **court terme** le risque de formes **symptomatiques** de maladie covid-19. Les essais n'ont pas été conçus pour évaluer l'efficacité de ces vaccins chez les personnes âgées de 75 ans ou plus ». Et puis, elle vient **révéler l'une des astuces connues qui permettent de présenter, artificiellement, un médicament comme étant efficace** : « *En diminuant les infections symptomatiques, **il est plausible** que ces vaccins aient aussi un effet préventif sur les formes graves de la maladie covid-19 : les résultats des essais vont dans ce sens, ainsi que les premières données épidémiologiques* ». **Nous sommes clairement au stade de l'hypothèse** qui appelle à être vérifiée ; puis éventuellement confirmée.

En effet, l'un des **«** ***bidouillages publicitaires*** **»** qui permet de présenter un médicament comme étant efficace en apparence réside dans **l'imagination d'un mécanisme physiopathologique théorique** « *plausible* » pour expliquer comment agit un produit ; et la « *présentation* » de ce mécanisme d'action **théorique** avec « *adresse* ». Un tel raisonnement **était à l'origine, par exemple, de certaines affaires médicamenteuses emblématiques** telles que celle du **VIOXX®** ou du **DISTILBÈNE®**.

Notre raisonnement est confirmé, en **mai 2021**, par ce que l'« *agence France presse (AFP)-factuel* » a mis dans la bouche de **«** ***la présidente de la commission technique des vaccinations de la Haute autorité de santé*** **»** :

« *L'efficacité contre les formes sévères (...) s'est vérifiée depuis le début des campagnes de vaccination dans le monde, comme l'ont expliqué des expertes à l'AFP (...)* » ;

« « *On était sûr qu'on avait un effet sur les formes symptomatiques très très net.* **Donc par déduction**, *comme on sait la proportion de formes* **graves** *qui dépendent des formes symptomatiques,* **on était sûr** *qu'il y avait un effet sur les formes* **graves <u>même si ça n'était pas démontré</u>** *stricto sensu dans l'essai* » *pour une raison statistique, poursuit* **la présidente de la commission technique des vaccinations de la Haute autorité de santé** ».

On joue donc **à la devinette** et on utilise une autre **astuce de vente** : devenir **« *Maître dans l'Art des raisonnements creux* »** : « *très très net* » ; « *par déduction* » ; « *on était sûr (...) même si ça n'était pas démontré* »...

Dans cet article[39] de l'« *AFP-Factuel* », on apprend ce qu'aurait encore soutenu cette présidente de la commission technique des vaccinations à la haute autorité de santé (HAS) : « *Dans les essais cliniques,* **la probabilité**

---

[39] « *Les vaccins sont bien efficaces contre les formes graves du Covid* », AFP, 5 mai 2021 (mis à jour le 6 mai 2021).

*d'événements graves était faible car la **population testée** était relativement **jeune et bien portante** ».* La question est donc la suivante : pourquoi ne pas avoir inclus dans ces essais plutôt les personnes qui étaient à risque de développer des formes graves : les personnes âgées notamment ? Et en particulier celles âgées de 75 ans et plus ?

Cet article de l'« *AFP-Factuel* » était une attaque, parmi d'autres, dirigée contre le CTIAP du centre hospitalier de Cholet et son pharmacien responsable. Nous n'avons pas manqué de répondre, de façon circonstanciée, à chaque attaque subie. Ces réponses sont disponibles sur le site du CTIAP.

29. Concernant l'efficacité du vaccin contre la Covid-19 (*BioNTech/Pfizer*) sur la **transmission virale** du Sars-CoV-2, il y a lieu de relever les écritures des autorités *ad hoc* notamment :

Le **23 décembre 2020**, soit deux jours après l'octroi de l'AMM conditionnelle au vaccin des laboratoires *BioNTech/Pfizer* (BNT162b2 ; Tozinaméran ; COMIRNATY®), la **haute autorité de santé** (HAS) indique[40] :

---

[40] « RECOMMANDATION VACCINALE. Stratégie de la vaccination contre la Covid-19. Place du vaccin à ARNm COMIRNATY®

« A ce stade, il n'y a pas de données disponibles sur l'impact de la vaccination sur la transmission virale. » ;

« l'efficacité vaccinale sur la transmission virale n'a pas été évaluée. » ;

« en ce qui concerne l'impact du vaccin sur la transmission du SARS-CoV-2. Cet impact étant aujourd'hui méconnu, la HAS insiste sur la nécessité, à ce stade, de maintenir l'ensemble des gestes barrières et des mesures de distanciation physique (...) ; l'efficacité sur la transmission virale n'a pas été évaluée. ».

La HAS précise qu'elle ne se prononce pas sur « l'efficacité vaccinale en fonction des mutations potentielles du virus ». Et relève « l'inutilité de la sérologie [recherche d'anticorps] pré-vaccinale car elle ne renseigne pas sur la protection des individus contre le virus ».

Le **11 janvier 2021**, le **conseil scientifique du collège national des médecins généralistes enseignants (CNGE)** constate :

(BNT162b2) dans la stratégie. Validé par le Collège le 23 décembre 2020 » (deux documents mis en ligne le 24 décembre 2020). Et *« Vaccination contre la Covid-19 : la HAS définit la stratégie d'utilisation du vaccin Comirnaty. Communiqué de presse – Mis en ligne le 24 déc. 2020 ».*

« *les données importantes <u>font encore défaut</u>, par exemple :*
— *(…)* ;
— *L'effet <u>sur le portage des sujets asymptomatiques et la transmission</u> (protection collective).* »

Le **28 mars 2021**, le **Ministre des solidarités et de la santé**, lui-même, Monsieur Olivier VÉRAN, **a remis en cause l'efficacité de ces vaccins contre la Covid-19** dans ses écritures versées auprès du Conseil d'État lors de deux litiges au moins qui ont été introduits par des citoyens *« vaccinés »*, mais toujours privés de leurs droits et libertés fondamentaux. Ces affirmations **contredisent celles diffusées auprès du public**. Il y a lieu de rappeler quelques extraits de ces affirmations qui ont été enregistrées fin février 2021 et fin mars 2021 par la plus haute juridiction administrative. En effet, dans ses écritures du 28 mars 2021, le Ministre des solidarités et de la santé affirme que *« **les connaissances scientifiques actuelles font apparaître en tout état de cause comme <u>prématurée toute différenciation des règles</u> relatives aux limitations de circulation <u>selon</u> que les personnes <u>ont reçu ou non</u> des doses de vaccins »**.* Pour justifier ce traitement identique, il avance les quatre arguments suivants :

a. Il soutient : « *En premier lieu, comme on le sait, **l'efficacité des vaccins n'est que partielle*** ». Et, lorsqu'il évoque l'« *efficacité clinique* », il ne parle que des formes « *symptomatiques* » sans distinction entre les formes légères, modérées et graves. Il explique que « ***dès le stade des essais** de ces vaccins, **il n'y avait donc pas de garantie d'immunité** associée pour les personnes qui se le voyaient administré* » ;

b. Il ajoute : « *En deuxième lieu, cette **efficacité des vaccins est devenue particulièrement contingente** du fait de l'apparition des nouveaux variants* » ;

c. Il poursuit : « *En troisième lieu (…), **les personnes vaccinées sont aussi celles qui sont les plus exposées aux formes graves et aux décès** en cas d'inefficacité initiale du vaccin ou de réinfection post-vaccinale, du fait d'une immuno-sénécence (…) ou de virulence d'un variant* » ;

d. Il termine : « *En quatrième lieu, même lorsqu'il a une efficacité sur les personnes concernées, en l'état des connaissances scientifiques, **le vaccin ne les empêche pas de transmettre le virus aux tiers*** ».

Et eu égard à ces quatre arguments, Monsieur le Ministre des solidarités et de la santé conclut : « ***Il n'y a donc pas de justification à exempter les personnes vaccinées*** *de l'application des restrictions de circulation actuelles destinées à les protéger comme à protéger leurs proches ainsi que l'ensemble de la population. Aucune recommandation du conseil scientifique ne va d'ailleurs dans le sens de telles exemptions* ».

Le Ministre n'a fait que confirmer ses précédentes écritures, datant de fin février 2021 (le 22, 25 et 26 février 2021), qui avaient été enregistrées par le Conseil d'État (CE). Ce dernier a pu relever : « *L'administration fait néanmoins valoir, d'une part l'existence* ***d'études récentes*** *invitant à* <u>*la prudence quant à l'absence de contagiosité*</u> *des personnes vaccinées, d'autre part,* <u>*l'incertitude scientifique*</u> *sur l'immunité conférée par la vaccination en cours à l'égard des variants du virus, enfin* <u>*la survenue de foyers de contamination*</u> *de résidents et de personnels dans certains EHPAD [établissements d'hébergement de personnes âgées dépendantes] où la campagne de vaccination a eu lieu* » (CE, Ordonnance du 3 mars 2021, n°449759 ; CE, ordonnance du 1er avril 2021, n°450956).

Le **7 mai 2021**, le **Conseil d'orientation de la stratégie vaccinale (COSV),** dont les avis sont publiés sur le site du Ministère des solidarités et de la santé, confirme dans une note intitulée **« *Efficacité vaccinale et couverture vaccinale des personnes âgées* »** notamment ceci :

« 1. **Clusters** en EHPAD [établissements d'hébergement des personnes âgées dépendantes]. La couverture vaccinale en EHPAD est très élevée, c'est une réussite importante de la campagne de vaccination. **Néanmoins, depuis plusieurs semaines, on observe des clusters Covid-19 dans des EHPAD où la population a été vaccinée.** Des clusters sont survenus dans une trentaine d'établissements sur environ 7 000 en France, **créant un signal d'alerte** sur la protection conférée par la vaccination chez les personnes âgées » ;

« D'après une étude (…) s'appuyant sur 27 clusters recensés en mars et avril 2021, **l'efficacité** du vaccin Pfizer chez les résidents d'EHPAD ser**ait** de **35% pour la prévention de l'infection, 59% pour la prévention des formes graves, et 75% pour la prévention des décès** (résultats non publiés en cours de soumission) ».

En **août 2021** (soit <u>**après le discours du Président de la République**</u>, Monsieur Emmanuel MACRON, en date du **12 juillet 2021**), dans une « ***<u>Note d'alerte du Conseil scientifique</u>*** COVID-19 » (en date du 20 août

2021, actualisée le 25 août 2021), ce conseil scientifique, lui-même, admet que « *les personnes vaccinées infectées ont **des pics de charge virale** du même ordre de grandeur que ceux des personnes non-vaccinées infectées (…) suggérant que les personnes vaccinées infectées pourraient être contagieuses* ». Il ajoute - et sans distinction entre les personnes vaccinées et les non-vaccinées - : « *Plusieurs études internationales suggèrent que la proportion de personnes hospitalisées parmi les personnes infectées serait supérieure avec le variant Delta comparé au variant Alpha* ». Il poursuit : « *Renforcer le contrôle du respect du **pass sanitaire** voire chercher à atteindre son respect absolu pourrait **faussement faire croire à ses utilisateurs qu'ils sont totalement protégés** et nous paraît devoir être évité* ». Il affirme que le variant « *Delta* » a une « ***capacité d'échappement (immunitaire) vaccinal*** ». Il relève « *le risque d'introduction du virus à partir de personnes vaccinées mais infectées* ». D'où l'insistance du conseil scientifique qui appelle au respect des « *gestes barrières* ».

Dès le **13 août 2021**, la direction du centre hospitalier de Cholet nous transmet également son « *bulletin d'information n°86* » dans lequel elle affirme, et sans réserve aucune, que « ***la personne vaccinée peut être infectée et peut*** *transmettre le virus notamment en chambre double* ». La direction du centre hospitalier de Cholet confirme son constat dans un autre document diffusé et daté du 26 août 2021. Il s'agit de la *« fiche technique : Gestion des chambres doubles en période COVID-19 »*. Ce protocole institutionnel exclut les *« personnes vaccinées » des chambres doubles* sans doute eu égard à la proximité et au risque de contamination dans ces lieux. Pourtant, ces vaccins contre la Covid-19 étaient censés protéger les personnes vaccinées. Si cette vaccination est réellement efficace, les personnes vaccinées pourront être hébergées en chambre double. Cette fiche technique invite à *« privilégier la chambre seule »* pour notamment un *« patient à très haut risque de forme grave de Covid-19 »* ; ce qui met en évidence le doute sur l'efficacité de ces vaccins à prévenir également les formes *« graves »* de cette maladie.

30. Le 11 avril 2021, la direction générale de la santé (DGS) diffuse un document d'information à destination des professionnels de santé. Ce document est signé par le *« **Responsable de la Task Force Vaccination** »* puis par le *« **Directeur général de la santé** »*.

Ce document recommande *« **une troisième dose de vaccin [Pfizer-BioNTech ; Moderna]*** *pour les personnes immunodéprimées »* en soulignant que cette recommandation est émise *« conformément à l'avis du 6 avril 2021 du* **Conseil d'orientation de la stratégie vaccinale** *(...) ».*

Or, les autorisations de mise sur le marché (AMM) conditionnelles de ces deux vaccins mentionnent dans la rubrique *« **4.4 Mises en garde spéciales et précautions d'emploi***» notamment ceci :

*« **Personnes immunodéprimées***

L'efficacité, la sécurité et l'immunogénicité du vaccin n'ont pas été évaluées chez les sujets immunodéprimés, y compris ceux recevant un traitement immunosuppresseur. L'efficacité peut être diminuée chez les sujets immunodéprimés. »

Consultée plusieurs mois plus tard, en <u>décembre 2021</u>, cette AMM indique :

*« **Personnes immunodéprimées***

*L'efficacité et la sécurité du vaccin n'ont pas été évaluées chez les sujets immunodéprimés, y compris ceux recevant un traitement immunosuppresseur. L'efficacité de Comirnaty peut être diminuée chez les sujets immunodéprimés. La recommandation d'envisager une **troisième dose** chez les personnes sévèrement immunodéprimées **est*** *basée sur des données sérologiques limitées (...).* »

31. Chez la **femme enceinte** et chez la **femme qui allaite**, il y a lieu de relever ce qui suit.

Le **24 décembre 2020**, la HAS (haute autorité de santé) considère que « *l'administration du vaccin pendant **la grossesse n'est pas conseillée** (sauf si un risque élevé de forme grave a été identifié lors de la consultation pré-vaccinale* ». Cette exception, qui autorise l'administration en cas de risque de forme grave de la Covid-19, est surprenante puisque cette même HAS constate l'absence de preuve quant à l'efficacité du vaccin sur la prévention des formes graves de la Covid-19. D'ailleurs, la HAS ajoute que : « *les **données de tolérance étant encore insuffisantes pour informer des risques** de la vaccination **pendant la grossesse** ».*

En **décembre 2020**, l'AMM (autorisation de mise sur le marché) conditionnelle, elle, indique : « *Il existe des <u>données limitées</u> sur l'utilisation de Comirnaty chez la <u>femme enceinte</u>* ».

Concernant l'allaitement, cette AMM précise : « *<u>On ne sait pas</u> si Comirnaty est excrété* *dans le lait maternel. »*

Malgré toutes ces incertitudes concernant en particulier la grossesse et l'allaitement, la « ***Notice*** » indique : « ***Si vous êtes enceinte ou que vous allaitez****, si vous pensez être enceinte ou planifiez une grossesse, demandez conseil à votre médecin ou pharmacien avant de recevoir ce vaccin* ». Cette « ***Notice*** » ajoute : « *Si vous avez d'autres questions sur l'utilisation de Comirnaty®, demandez plus d'informations à votre médecin, à votre pharmacien ou à votre infirmier/ère* ».

<u>Alors que ces professionnels de santé étaient exclus</u> de la consultation publique lancée le 9 novembre 2020 par la HAS (haute autorité de santé), ils sont brusquement mis en première ligne pour **répondre à des questions impossibles** eu égard à ces **incertitudes et aux données manquantes**.

Et puis, **cette « *Notice* » est-elle accessible ? À quel endroit ? Par qui ? Etc. ?** Puisque ce vaccin contre la Covid-19 ne semble pas être dispensé individuellement à chaque personne concernée par cette injection.

Consultée en **décembre 2021**, cette AMM (autorisation de mise sur le marché) conditionnelle précise : « *<u>Il n'y a pas de donnée</u>*

disponible concernant **le transfert placentaire** du vaccin Comirnaty ou son **excrétion dans le lait maternel** » ; « Il existe des <u>données limitées</u> sur l'utilisation de Comirnaty chez la femme <u>enceinte</u> » ; « <u>On ne sait pas</u> si Comirnaty est excrété dans le lait maternel ».

À titre de comparaison, concernant **l'allaitement** par exemple, le RCP (résumé des caractéristiques du produit) – version VIDAL® 2018 – de l'***Ibuprofène* (ADVIL®)**, il est précisé :

« Les AINS [anti-inflammatoire non stéroïdien] passant dans le lait maternel, **par mesure de précaution, il convient d'éviter** de les administrer chez la femme qui allaite. »

32. Concernant les enfants **âgés de 5 à 11 ans**, il y a lieu de relever ce que cette **AMM** conditionnelle indique en **décembre 2021** :

« **Population pédiatrique**
L'Agence européenne des médicaments <u>**a différé l'obligation de soumettre les résultats**</u> d'études réalisées avec Comirnaty dans la population pédiatrique pour la prévention de la COVID-19 (...)
Une autorisation de mise sur le marché « conditionnelle » a été délivrée pour ce

médicament. ***Cela signifie que des preuves supplémentaires*** *concernant ce médicament sont attendues (...).* »

Cette agence européenne du médicament (EMA) autorise-t-elle l'administration de ce vaccin chez les enfants sans même connaître les résultats de ces essais cliniques ?

33. Concernant les *« interactions avec d'autres médicaments et autres formes d'interaction »*, il y a lieu de relever l'absence de données.

En **décembre 2020**, la HAS (haute autorité de santé) estime concernant *« la mise en garde sur l'administration de plusieurs vaccins : la HAS préconise de <u>ne pas coadministrer plusieurs vaccins</u> - notamment <u>la grippe</u> - car cela n'a pas encore été étudié »*.
Dès le **2 juin 2020**, la HAS *« recommande (...) aux personnes identifiées comme contacts possibles d'un cas de COVID-19 et éligibles à la vaccination contre la grippe saisonnière de <u>reporter</u> cette vaccination à l'issue de la quarantaine de 14 jours recommandée en l'absence d'apparition de symptômes »*.
L'AMM (autorisation de mise sur le marché) conditionnelle, elle, précise au niveau de la

rubrique « *Interactions avec d'autres médicaments et autres formes d'interactions* » ceci : « <u>*aucune étude*</u> *d'interaction n'a été réalisée* » ; « *l'administration concomitante de Comirnaty avec d'autres vaccins <u>n'a pas été étudiée</u>* ».

Un an plus tard, en **décembre 2021**, l'AMM (autorisation de mise sur le marché) conditionnelle confirme : « <u>*Aucune étude*</u> *d'interaction n'a été réalisée. L'administration concomitante de Comirnaty avec d'autres vaccins <u>n'a pas été étudiée</u>* ».

34. En décembre 2020, concernant **les personnes ayant déjà eu la Covid-19**, la HAS souligne : « *Concernant la vaccination des personnes ayant déjà développé une forme symptomatique de la Covid-19, la HAS souligne qu'il n'y a pas lieu, à ce stade, de vacciner systématiquement ces personnes, qui doivent pouvoir être vaccinées si elles le souhaitent à l'issue d'une décision partagée avec le médecin. Dans ce cas, elle recommande de respecter un délai minimal de 3 mois après le début des symptômes avant de procéder à la vaccination et de ne pas vacciner en présence de symptômes persistants* ». En principe, le médecin prescrit un médicament selon les « *données acquises de la science* » et non selon le « *souhait* » de telle ou telle personne.

35. En **décembre 2020**, concernant les **personnes allergiques**, la HAS (haute autorité de santé) indique que « *l'utilisation de ce vaccin n'est pas recommandée* chez les personnes présentant des antécédents de manifestation graves d'allergie de type anaphylactique, compte tenu des rares cas rapportés en Grande-Bretagne. Des données complémentaires sont attendues sur le sujet ».

La HAS précise d'autres éléments : « *la vaccination sous supervision d'un médecin au début de la campagne ; l'attention à porter aux allergies, et la contre-indication du vaccin chez les personnes ayant fait des réactions anaphylactiques graves ; la nécessité d'une surveillance 15 min après l'injection ; le lieu et la voie d'injection (intramusculaire) ; la vaccination des personnes traitées par anti-coagulants ; les modalités de suivi et de déclaration des effets indésirables (…)* ».

36. Le **23 décembre 2020**, la HAS (haute autorité de santé) relève que « *l'efficacité vaccinale n'a pu être évaluée chez les sujets les plus jeunes (< 18 ans)* ». Pourtant, l'**AMM** (autorisation de mise sur le marché) conditionnelle accordée deux jours plus tôt autorise ce vaccin <u>à partir de 16 ans</u> : « *Comirnaty est indiqué pour l'immunisation active pour la prévention de la COVID-19 causée par le virus SARS-CoV-2 ; chez les personnes âgées de* **16 ans et plus**. *L'utilisation de ce vaccin doit être conforme aux recommandations officielles.* »

37. Consultée en **décembre 2021**, l'**AMM** (autorisation de mise sur le marché) conditionnelle du vaccin *BioNTech/Pfizer* indique aussi :

« *La* **durée de protection** *conférée par le vaccin n'est pas établie et* <u>est toujours en cours d'évaluation dans les essais cliniques</u> » ;

« *des données de sécurité limitées* », concernant les **injections de rappel** ;

« *Aucune étude de* **génotoxicité ou de cancérogénicité** *n'a été réalisée* ».

38. Dès le mois d'avril 2021, la revue Prescrire constate :

« Des **inconnues demeurent** : l'effet sur la durée de la protection et sur la transmission du virus ; le maintien de son efficacité face à la variabilité du coronavirus ;

« Des **inconnues demeurent** sur les **effets indésirables** à long terme » ;

« Ont été notamment **exclues de ces deux essais** [correspondant aux deus vaccins à ARNm : BioNTech/Pfizer ; Moderna] les personnes immunodéprimées ou recevant un médicament immunodépresseur, celles atteintes d'une affection non stabilisée ou ayant un antécédent de maladie covid-19, et les femmes enceintes ou allaitantes » ;

« **On ne sait pas** dans quelle mesure ces vaccins ont un effet sur la transmission du virus (…) quelle est l'efficacité de ces vaccins chez **les enfants** (…) Quel est l'intérêt de l'utilisation de ces vaccins chez les personnes ayant **déjà été infectées** par le Sars-CoV-2 ; quels sont les risques de ces vaccins chez les **femmes enceintes** » ;

« L'efficacité vaccinale a été évaluée sur les souches de virus circulant dans la population vaccinée au moment des essais cliniques. **Une modification importante de la protéine virale** *ciblée par ces vaccins dans de nouvelles souches du virus expose à une réduction de leur efficacité sur ces souches »* ;

« Le développement de médicaments à base d'ARN <u>étant récent, leur recul d'utilisation dans l'espèce humaine est faible</u> ».

39. Concernant la **troisième dose**, dans sa *« Note d'Alerte »* en date du 20 août 2021 (actualisée le 25 août 2021), le conseil scientifique relève : *« qu'on **manque de données scientifiques solides** (...) l'utilisation d'une 3ᵉ dose de vaccin identique pourrait apporter un bénéfice limité »*.

40. Le **31 décembre 2020**, sur son site, le ministère des solidarités et de la santé publie ledit *« PORTFOLIO »* qui est joint audit *« Guide de la vaccination pour les médecins, infirmiers et pharmaciens »*.

Une **autre fausse information** mérite d'être citée.

Dans ce *« PORTFOLIO »*, il est soutenu pour l'administration de ce vaccin : *« **Faire un pli cutané entre le pouce et l'index** »*.

Or, un tel geste ne semble pas approprié et sera corrigé dès le début de l'année 2021 dans le nouveau « *PORTFOLIO* » établi le 5 janvier 2021 : « *Tendre fermement la peau entre l'index et le pouce <u>sans faire de pli</u> cutané* ».

41. Le **7 janvier 2021**, l'agence nationale de sécurité du médicament (**ANSM**) autorise un **allongement du délai requis entre les deux doses** du vaccin *BioNTech/Pfizer* : « *le délai d'administration de la 2nde dose peut être envisagé entre 21 et 42 jours* ».

Et, le 23 janvier 2021, la haute autorité de santé (**HAS**) suit l'ANSM et « *préconise d'élargir à 6 semaines le délai entre 2 doses de vaccin* ».

Pourtant, l'AMM (autorisation de mise sur le marché) conditionnelle exige un délai de « *21 jours* » : « *Comirnaty® doit être administré (…) selon un schéma de vaccination en 2 doses (…) espacées d'au moins 21 jours* ». Cette précision « *au moins* » concerne les délais inférieurs à 21 jours ; elle ne cherche pas à allonger ce délai comme viennent de l'autoriser l'ANSM et la HAS.

D'ailleurs, dès le 11 janvier 2021, l'<u>académie nationale de médecine</u>, elle-même, réagit à cet espacement du délai entre les deux doses en rappelant **la position du fabricant** de ce vaccin :

« *En réponse,* **le laboratoire BioNTech rappelle** *que le taux d'efficacité du vaccin, de 52% après la première dose, s'élève à 95%*

*lorsque la deuxième dose a été administré à **21 jours** (...), mais **ne garantit pas** un taux d'efficacité aussi élevé **si** la seconde injection est **différée** au-delà.* »

Le laboratoire fabricant serait-il plus prudent que le régulateur, que le gendarme du médicament ?

Sur le terrain, chacun semble vouloir proposer *"son"* propre schéma vaccinal. Dès le 4 janvier 2021, un article de presse[41] publie : « *Le chef de service recevra sous **une dizaine de jours** une autre injection, pour que l'immunisation soit totale* ». Une « *dizaine de jours* » ?

Le 8 janvier 2021, le centre hospitalier de Cholet publie un bulletin dans lequel il indique : « *administration de deux doses espacées d'au moins **19 jours*** ».

Les **conséquences de l'allongement de ce délai entre les deux injections** ne sont pas connues. Mais, **des interrogations et des risques** potentiels existent : quelle protection entres les deux injections ? Quelle est la réponse immunitaire après la seconde dose ? Une maladie aggravée par la vaccination, des effets

---

[41] « *Covid-19. Pays de la Loire : le Pr (...), premier soignant vacciné contre le virus* », Ouest-France, le 4 janvier 2021.

indésirables auto-immuns, une résistance du virus (Sars-CoV-2) au vaccin, etc. sont-ils des risques possibles ? Le 11 janvier 2021, l'<u>académie nationale de médecine</u> alerte sur **ces risques** pouvant découler de cet espacement des doses :

« *risque individuel d'aggravation par* « *anticorps facilitants* » » ;

« *terrain favorable pour sélectionner l'émergence d'un ou plusieurs variants échappant à l'immunité induite par la vaccination* ».

42. L'AMM (autorisation de mise sur le marché) conditionnelle autorise un « ***flacon*** » de ce vaccin qui « ***contient 5 doses*** ».
Mais, certains affirment avoir vacciné <u>plus de 5 personnes</u> avec le même flacon. Cette AMM sera ainsi modifiée : « *Chaque flacon contient 6 doses* », finalement.

43. Eu égard à toutes ces incertitudes qui demeurent, il semble **impossible, du moins difficile, de connaître suffisamment et notamment les <u>contre-indications</u> de ces vaccins.**

Pourtant, les contre-indications ont été fixées par décret.

Or, cette **liste administrative** fixe de façon limitative, **générale et absolue** ces cas de contre-indications. Elle **ne reflète pas la réalité des risques d'effets indésirables encourus** par les personnes humaines. Elle ne laisse aucune marge de manœuvre à l'évaluation médicale du rapport bénéfice/risque au niveau de chaque personne humaine.

44. Le **12 octobre 2021**, un **médecin interroge** l'agence nationale de sécurité du médicament (**ANSM**) en ces termes :

« Bonjour,
J'aimerais connaître les raisons pour lesquelles les vaccins d'ASTRA ZENECA et de JANSSEN ne sont plus proposés dans notre pays.

De plus pouvez-vous me communiquer les rapports intermédiaires des laboratoires Pfizer et Moderna comme il était prévu dans le calendrier des AMM conditionnelles délivrées selon l'Article 14 bis du règlement (CE) n°726/2004 ?

J'attends une réponse rapide afin de savoir si ces vaccins disponibles sont toujours en conformité avec la Loi pour des raisons évidentes de sécurité.

Bien respectueusement.

Dr (...). »

Le **18 mars 2022**, ce médecin reçoit **une réponse de la part de l'ANSM** (cellule accueil des usagers). Dans cette réponse, il est possible de lire notamment ceci :

« *Monsieur,*
Nous avons bien reçu votre demande datant du 12/10/2021 dans laquelle vous nous interrogez sur les vaccins antiCOVID. (...)
*La stratégie vaccinale, qui inclut notamment les schémas d'administration entre les différents vaccins anti-Covid 19, sur la base des avis de la HAS et du COSV, et l'approvisionnement des doses **n'est pas du ressort de l'ANSM**. Aussi, nous vous conseillons de contacter directement le ministère pour plus d'informations sur les questions que vous posez.*
(...)
Cellule Accueil des Usagers. »

45. Dès le début de la vaccination contre la Covid-19, un message est répété en chœur par certaines personnes physiques et morales : *« Le vaccin est sûr et efficace »*. Une telle formulation heurte l'obligation d'information. Elle est de nature à vicier le consentement. Et par conséquent, elle est susceptible de porter atteinte la dignité de la personne humaine. Une telle formulation ne s'applique <u>à aucun médicament</u>.

46. Le 23 juillet 2021, dans un message publié sur le réseau social Twitter, le journal *Le Parisien* est venu livrer une information capitale concernant les effets indésirables. Selon ce journal, Monsieur Olivier VÉRAN, **ministre des solidarités et de la santé**, aurait affirmé ce qui suit :

« *Olivier Véran a cherché à rassurer sur les vaccins :*
« *Si les effets secondaires n'apparaissent pas* **après 2 à 6 mois d'utilisation**, *il n'y a pratiquement aucun risque qu'ils surviennent plus tard. Il n'y a* **aucun risque d'infertilité**. » »

Or, comme déjà mentionné ci-dessus, en décembre 2020, la HAS (haute autorité de santé) a relevé : « *Les résultats des études cliniques ont* **un recul de 1,5 mois** ». Ce vaccin a donc été mis sur le marché et utilisé chez des millions, voire des milliards, de personnes humaines **sans attendre** les **« 6 mois d'utilisation »** évoqués par le ministre.

Pourtant et dès le mois de décembre 2020, et peut-être **dans le but d'extirper** le

consentement des personnes, le message qui avait été diffusé à la population, française notamment, consistait à dire que ce vaccin était *« sûr et efficace »*.

Cet aveu du ministre pourrait être traduit de la façon suivante : ce vaccin a été administré à des personnes humaines **sans connaître le profil des effets indésirables** (du moins à moyen et à long terme) ; et **sans même informer ces personnes sur ces incertitudes**. Par cette révélation, Monsieur le ministre est venu contredire également les affirmations, elles aussi inexactes, de notamment certains professionnels de santé qui ont avancé un délai limité à *« 2-3 mois »*.

En réalité, des **effets indésirables pourraient survenir au-delà même de ce délai de *« 6 mois »***. À ce jour, il est difficile de prédire le profil réel des effets indésirables de ces vaccins contre la Covid-19.

En effet, et par exemple, comment Monsieur Olivier VÉRAN peut-il affirmer qu'*« il n'y a aucun risque d'infertilité »* alors même que les **enfants**, notamment, qui se vaccinent aujourd'hui **ne sont pas en âge de procréer** ? Comment peut-il deviner ce qui pourrait arriver, par exemple, chez les **enfants nés de mères actuellement vaccinées alors qu'elles sont enceintes ou qu'elles allaitent** ?

Manifestement, lesdites affaires historiques susmentionnées auraient été "oubliées".

47. Le CTIAP a reçu de nombreuses questions émanant de professionnels de santé, d'autres professionnels, de juristes, de citoyens, d'usagers, etc.

Parmi ces interrogations figurent celles transmises par une **coordinatrice régionale** de *« France Assos Santé : La voix des usagers »*. Cette association des usagers regrouperait *« **84 associations de patients et d'usagers adhérents** »*. Ces interrogations sont les suivantes :

« Bonjour,

Je travaille au sein du réseau France Assos Santé, Union des associations agréées du système de santé, (...) [Région (...)]. Dans ce cadre, j'assiste à de nombreuses réunions et comités régionaux en lien avec la crise Covid, interpellant les autorités sanitaires sur des sujets de préoccupations des membres de notre Union et relayant les informations reçues aux représentants associatifs en région.

*L'ARS [agence régionale de santé] a mis en place fin 2020 un comité stratégique pour suivi de la **campagne vaccinale contre la Covid** en* région. Les CRPV [centres régionaux de pharmacovigilance] sont présents dans ces réunions. **Je m'étonne (un peu) des écarts d'informations** que nous retrouvons sur votre site internet [celui du CTIAP] et que **nous n'entendons pas dans ces réunions** (bi-mensuelles, puis plus espacées depuis 2 mois). **<u>Les alertes que vous émettez me paraissent cruciales à relayer dans ce cadre</u>** puisque l'ensemble des professionnels, institutionnels et usagers y sont représentés. Nous pourrions dès lors être collectivement vigilants et force de proposition, donnant plus de poids aux démarches que le CTIAP semble mettre en œuvre isolément. A ce jour, **ni les professionnels de santé ni les CRPV ne semblent questionner la réponse sanitaire mise en œuvre**, en tout cas <u>de manière officielle</u> dans le cadre de ces comités. <u>Sans</u> information officiellement partagée, **les associations d'usagers membres de notre Union ne s'avancent pas plus sur ce terrain**.

Je serais curieuse d'avoir **<u>votre avis sur les raisons d'un tel décalage</u>** entre les informations que vous diffusez en ligne et l'absence de réaction des CRPV lorsqu'il s'agit de faire des remontées ou requêtes en comité régional avec l'ARS.

En attendant de pouvoir en échanger plus, je vous souhaite – malgré la situation actuelle – un très bel (...).

Bien cordialement,
(...). »

48. Dès le 16 avril 2021, le CTIAP publie un article intitulé *« Vaccins contre la Covid-19 : pourquoi ce « silence » des médias traditionnels (dominants) sur les « effets indésirables » des vaccins « BioNTech – Pfizer » et « Moderna » ? »*
Ces médias semblaient focalisés essentiellement sur les deux autres vaccins (*AstraZeneca* et *Janssen*) ; alors que les rapports de l'ANSM (agence nationale de sécurité du médicament) sur les effets indésirables concernaient également les vaccins *BioNTech/Pfizer* et *Moderna*.

49. Le 1er mai 2021, le CTIAP rectifie des affirmations **inexactes**, contraires à la loi (au sens large), diffusées par le journal *« Libération – CheckNews »* dans un article en date du 28 avril 2021 intitulé *« Est-il vrai que des centres de pharmacovigilance ont appelé à limiter les signalements des effets secondaires des vaccins ? »*. Ces fausses informations concernent la déclaration des effets indésirables en pharmacovigilance[42]. Ce journal soutient que

---

[42] *« Vaccins contre la Covid-19. Déclaration des effets indésirables en pharmacovigilance : la nécessaire rectification des affirmations*

le *« rôle »* des centres régionaux de pharmacovigilance (CRPV) *« est d'enquêter sur les problèmes <u>graves et non identifiés</u> »* ; et qu'il est *« inutile de signaler des effets non graves qui sont déjà connus »*. Cet article poursuit en affirmant que l'idée *« selon laquelle la mission des CRPV est de recenser de manière exhaustive <u>tous</u> les effets secondaires [indésirables] liés à un médicament, même les plus bénins »* repose sur *« une idée fausse »*. De telles affirmations sont contredites par les dispositions du code de la santé publique susmentionnées.

Toutefois, les inquiétudes des CRPV, exprimées dans cet article de presse, semblent légitimes : les moyens dont disposent ces CRPV devraient être mobilisés pour documenter, en priorité, les effets indésirables *« nouveaux ou graves »*. Les CRPV soulèvent également <u>**deux causes**</u> à l'origine de cette ***« embolie du système »*** : d'une part, la création du ***« portail de signalement des effets secondaires [indésirables] »*** ; et d'autres part, le fait que *« beaucoup »* de *« signalements »* reçus, par les CRPV, ***« n'ont pas le niveau de précision requis**. Certains médecins se contentent en effet de nous déclarer "décès", "thrombose", "hospitalisation"… »* ; ce qui obligent les CRPV à

« inexactes » (contraires à la « loi ») diffusées par le journal « Libération-CheckNews » ; CTIAP, 1er mai 2021.

« *recontacter les médecins pour demander les antécédents, les facteurs de risques, les données cliniques, le jour de la vaccination. Et ainsi construire une histoire clinique… C'est cette histoire clinique qui permet de construire le dossier qui est intégré dans la base nationale de pharmacovigilance* ».

Mais si ces inquiétudes des CRPV sont légitimes, et **au lieu de stigmatiser publiquement les déclarants** (professionnels de santé, patients, etc.) qui ne font que se conformer à la loi (au sens large), il y a lieu de s'interroger plutôt sur **les véritables causes à l'origine de cette nouvelle « *embolie du système* » de pharmacovigilance** ; un tel constat ayant déjà pu être réalisé lors de l'affaire *LÉVOTHYROX®* notamment. Parmi ces causes, certaines ont déjà été identifiées depuis plusieurs années. Et le CTIAP a déjà proposé quelques réflexions sur ce point comme le montre l'article publié, le 16 juin 2017, sous le titre **« *Pharmacovigilance : une nouvelle plateforme du Ministère de la santé inutile, nuisible et coûteuse* »** ; une réflexion qui alertait déjà en ces termes : « *Cette orientation prise ne peut que conduire à la* **dilution des signaux importants**. *Les* cas graves et/ou inattendus peuvent être noyés *dans une masse d'informations transmises* sans contrôle préalable. »

Et une autre cause potentielle de cette nouvelle « *embolie du système* » de pharmacovigilance mérite d'être soulevée. En effet, les essais cliniques des vaccins contre la Covid-19 ne sont pas terminés. Par conséquent, **en principe, la gestion des déclarations des effets indésirables, observés après l'administration de ces vaccins, aurait dû être supportée par les laboratoires pharmaceutiques concernés** comme cela serait fait lors des essais cliniques (chez l'Homme) qui précédent l'AMM (autorisation de mise sur le marché), nous semble-t-il ; **et non pas par les CRPV** (et à moyens constants).

Dès 2002, au centre hospitalier de Cholet, nous avons proposé, en lien avec le CRPV territorialement compétent, une **organisation efficiente** (qualité, sécurité, coût) de la pharmacovigilance[43]. Cette organisation a été **saluée par plusieurs autorités** *ad hoc*. Cette solution contribue à **soulager le CRPV** : les déclarations sont reçues et complétées, localement, par l'unité de pharmacovigilance de l'hôpital de Cholet avant leur transmission au CRPV ; ce dernier dispose ainsi d'un correspondant local bien identifié s'il a besoin

---

[43] « *La pharmacovigilance dans un Centre Hospitalier Général : Modalités pratiques de mise en place, résultats et actions d'améliorations* » ; UMLIL Amine et al. Pharm Hosp 2006 ; 41 (165) : 73-83.

d'un complément d'informations ; cette antenne locale - de proximité - du CRPV a plus facilement accès aux dossiers des patients ; etc.

Mais, curieusement, dans le cadre de ces vaccins contre la Covid-19, **cette procédure**, en vigueur à l'hôpital de Cholet depuis 2002, **n'a pas été respectée** ; et les alertes adressées notamment à la direction sont restées vaines. De même, le CRPV **n'adresse plus à l'unité de pharmacovigilance de l'hôpital de Cholet la réponse habituelle**. Cette réponse se présente sous forme d'un **courrier** et d'une *« fiche dense »* qui mentionne les éléments enregistrés dans la base nationale de pharmacovigilance dont **les imputabilités retenues**. Nous n'avons donc pas de retour des déclarations effectuées. **Or, ces réponses doivent être versées dans le dossier du patient** concerné conformément à la procédure en vigueur depuis 2002.

Mais, ce n'est pas la première fois que de tels **obstacles** sont relevés ; comme le montrent les nombreuses alertes écrites adressées aux autorités *ad hoc*, en vain. Ces freins **entravent le fonctionnement normal de la pharmacovigilance** au centre hospitalier de Cholet notamment[44].

---

[44] Connaître le médicament ; Tome 3 ; *« Obstacles à la pharmacovigilance. Délinquance en col blanc. Inertie des pouvoirs publics »* ; Éditions BoD, décembre 2018.

50. Malgré la reconnaissance de la sous-notification par les autorités *ad hoc*, **« 119 médecins [et quelques pharmaciens] choletais »** osent affirmer, en décembre 2021, par le biais d'un communiqué de presse notamment ceci :

« Il n'y a pas de sous-déclaration d'effets secondaires [indésirables]. »[45]

Ces médecins et pharmaciens sont venus **attaquer l'initiative** d'autres professionnels de santé qui, eux, ont souhaité aider les citoyens à effectuer la déclaration des effets indésirables.

Ces professionnels de santé, qui eux sont sensibilisés à la pharmacovigilance, ont donc demandé un appui technique et logistique au CTIAP du centre hospitalier de Cholet[46]. D'autant plus que depuis le 27 mars 2018, l'unité *« Pharmacovigilance / Coordination des vigilances sanitaires / CTIAP »* du centre hospitalier de Cholet propose au public des *« Consultations sur les effets indésirables médicamenteux et Pharmacovigilance »*[47]. Cette

---

[45] *« Maine-et-Loire. Vaccination contre le Covid-19 : l'appel de 119 médecins choletais »* ; Le Courrier de l'Ouest, 16 décembre 2021.

[46] *« Vaccins contre la Covid-19 : lancement d'une étude sur les effets indésirables dans les départements des Pays-de-la Loire : 44, 49, 53, 72, 85. Proposition d'une aide de proximité à la notification ; coordonnée par le CTIAP du centre hospitalier de Cholet »*, CTIAP, 6 novembre 2021.

[47] *« Cholet. Les consultations sur le médicament sont ouvertes »*, Ouest-France, 4 avril 2018.

initiative, **visant à faciliter la déclaration des effets indésirables des vaccins contre la Covid-19**, a été portée à la connaissance du public par la presse[48]. Mais, elle a été **"torpillée" dès son lancement**.

Parmi ces médecins et pharmaciens, qui **attaquent cette proposition d'une aide de proximité à la notification** coordonnée par le CTIAP du centre hospitalier de Cholet, figurent des praticiens exerçant dans ce même hôpital public de Cholet.

Et, la première attaque a été mise dans la bouche du **directeur** du centre hospitalier de Cholet par la presse qui a publié un article, sans aucun contradictoire[49].

À titre de comparaison, le 29 janvier 2020, le CTIAP avait lancé une étude sur les effets indésirables générés par les ruptures de stock des médicaments. Cette enquête a été également relayée par voie de presse[50]. Mais, cette fois, aucune attaque n'a été enregistrée.

---

[48] « *Covid-19 : une initiative pour renforcer la surveillance des effets indésirables du vaccin à Cholet* » ; Le Courrier de l'Ouest, 6 décembre 2021.

[49] « *Cholet. Étude sur les effets indésirables du vaccin anti-Covid-19 : le directeur de l'hôpital dément* » ; Ouest-France, 12 novembre 2021.

[50] « *Cholet. Une étude en cours sur la pénurie de médicaments dans le Choletais* » ; Le Courrier de l'Ouest, 7 mars 2020.

Les réponses à ces attaques sont publiées sur le site (blog) du CTIAP[51] [52] [53].

Depuis plusieurs mois, le directeur du centre hospitalier de Cholet m'adresse même plusieurs lettres recommandées avec avis de réception (LRAR) dans lesquelles il me met **« en demeure, immédiatement, de : Mettre hors ligne »** le site du CTIAP **« pour rendre sa consultation impossible par les utilisateurs d'internet »**. D'où une nouvelle réponse qui lui a été adressée le 15 janvier 2022 sous le titre :

« LETTRE OUVERTE. Vaccins contre la Covid-19. Monsieur Pierre VOLLOT, directeur du centre hospitalier de Cholet : il est vain et illusoire de vouloir **tenter de supprimer les preuves susceptibles d'être utiles pour les juges**. »

Le 21 janvier 2022, le site du CTIAP a été **supprimé**. Il sera **rétabli** environ 25 jours plus tard.

---

[51] « Lettre ouverte à OUEST-FRANCE. Notre étude sur les « effets indésirables » des vaccins contre la Covid-19 : à peine annoncée, déjà "torpillée" par un journaliste » ; CTIAP, 1er décembre 2021.

[52] « Vaccins contre la Covid-19 : nouvelle lettre ouverte en réponse à Monsieur Jean-Michel DEBARRE, dermatologue et homme politique choletais » ; CTIAP, 14 décembre 2021.

[53] « LETTRE OUVERTE. Vaccins contre la Covid-19 : Réponse circonstanciée du CTIAP du centre hospitalier de Cholet aux « 119 médecins [et quelques pharmaciens] choletais » ; CTIAP, 20 décembre 2021.

Le 25 mars 2022, le président de la commission médicale d'établissement (CME) du centre hospitalier de Cholet m'écrit en m'expliquant **les raisons** qui justifieraient la **« suppression »** du CTIAP : ses **« avis »** sont **« indépendants, sincères et authentiques »**[54].

Dès le 12 novembre 2020, soit avant l'octroi de l'AMM (autorisation de mise sur le marché) conditionnelle, le CTIAP a alerté dans un article publié sous le titre :

« *Vaccin contre la Covid-19 : ce que la population devrait savoir.* »

Suite à cet article, ce même médecin (actuel président de la CME), écrivait dès le 13 novembre 2020 à tous les médecins et pharmaciens, les internes, les directeurs, les cadres, les infirmiers du centre hospitalier de Cholet. Il recommande la lecture de cet article en ces termes :

---

[54] « *Centre hospitalier de Cholet et Vaccins contre la Covid-19. Voilà pourquoi ils veulent « supprimer » le CTIAP : ses « avis » sont jugés « indépendants, sincères et authentiques », m'écrit le Président de la commission médicale d'établissement (CME)* » ; CTIAP, le 26 mars 2022.

« Bonjour,

Je vous recommande la lecture de l'article publié par le Docteur Amine Umlil *sur le site du CTIAP, qui synthétise bien, à mon point de vue, les enjeux à venir concernant la vaccination contre la Covid-19.* »

D'autres médecins de l'hôpital de Cholet confirment :

« *Effectivement très pertinent. Merci Beaucoup.* » ;

« *Merci Amine pour cette analyse fort intéressante, car on entend et on voit beaucoup de débat médiatique et parlementaire qui ne nous rassurent pas sur l'avenir de la santé et surtout l'avenir de la liberté individuelle !* » ;

« *Lu et relu.*
Merci Amine de nous faire partager ton travail et ton article fort intéressant.
Il mérite d'être diffusé largement. » ;

« *Etc.* ».

En informant les professionnels de santé et le public, le CTIAP du centre hospitalier de Cholet **a subi, et continue de subir, des attaques**

violentes et multiples depuis le début de la vaccination contre la Covid-19.

Initialement, les auteurs de ces attaques étaient : des **personnes anonymes** sur le réseau social Twitter ; et un **médecin dermatologue et homme politique choletais** qui a déjà travaillé à l'hôpital de Cholet. Puis **quelques journalistes** tels que : un *« Chef de service tech @BFMTV »*, l'*« agence France presse (AFP) – factuel »*.

Le relais a été pris par le **directeur** du centre hospitalier de Cholet. Puis par **un journaliste du *Courrier de l'Ouest*** ; alors que ce journal connaît bien le CTIAP et ses travaux dont les <u>conférences destinées au public</u> qui ont eu lieu dans les locaux de l'hôpital.

Ensuite, ces attaques dont devenues l'œuvre de **médecins et pharmaciens** notamment par voie de presse : le *Courrier de l'Ouest* et *Ouest-France*. Parmi ces médecins, on retrouve ledit **médecin dermatologue et homme politique choletais**.

De même, à partir de fin janvier 2022, le compte Twitter du groupement hospitalier de territoire du Maine-et-Loire (GHT49), basé au centre hospitalier universitaire (CHU) d'Angers, a décidé de *« bloquer »* les comptes Twitter du CTIAP et de son pharmacien responsable ; alors que nous n'avons jamais reçu la moindre réclamation ni information préalables de l'administrateur de ce compte du GHT49.

Ces médecins et pharmaciens qui attaquent le CTIAP et son pharmacien responsable auraient sans doute **le même profil** que ceux dont **les pratiques** ont conduit l'agence nationale de sécurité du médicament (**ANSM**) **et l'assurance maladie** à adresser **une alerte au directeur** du centre hospitalier de Cholet. Cette alerte date du 21 février 2017. Elle concerne la ***« PRESCRIPTION DE VALPROATE (Dépakine® et ses génériques, Micropakine®, Dépakote® ou Dépamide®) CHEZ UNE FEMME EN AGE DE PROCREER »***. Le 2 mars 2017, ce directeur transmet cette alerte à tous les médecins et pharmaciens de l'hôpital de Cholet :

« *Docteurs,*

Je vous prie de trouver ci-jointe une ***lettre conjointe de l'agence nationale de sécurité du médicament et de la caisse nationale d'assurance maladie*** *relative à la prescription du VALPROATE (Dépakine® et ses génériques, Micropakine®, Dépakote® ou Dépamide®).*
Elle indique que ***73 femmes en âge de procréer ont reçu une prescription de VALPROATE par des médecins de l'établissement en 2016.***
Elle ***invite la communauté médicale*** *à s'assurer du* ***respect strict des conditions de***

prescription et de bonne information des patients (...).

> *Le Directeur*
> *Pierre VOLLOT »*

Cette alerte rappelle aussi et notamment ceci : « *(...)* **Vous le savez,** *en cas d'utilisation au cours de la* **grossesse,** *le valproate entraîne un* **risque élevé de malformations congénitales** *(d'environ 10% des cas) et de troubles neurodéveloppementaux (jusqu'à 30% ou 40% des enfants ayant été exposés in utero).*
Depuis mai 2015, **l'ANSM a renforcé les conditions de prescription et de délivrance** *de ces produits afin d'en restreindre l'usage chez ces patientes à risque. (...). »*

Le **directeur** du centre hospitalier de Cholet qui, désormais, m'attaque par divers moyens **est le même qui attestait notamment**, le 9 novembre 2017, de ceci :

« *Monsieur le Docteur UMLIL a été recruté en tant que pharmacien au Centre Hospitalier de Cholet le 1er septembre 2002.*
Depuis cette date, Monsieur le Docteur UMLIL assure la responsabilité de la **pharmacovigilance** *au Centre Hospitalier de Cholet, en lien étroit avec le centre régional de*

pharmacovigilance d'Angers. Il a mis également en place la **coordination des vigilances sanitaires** *sur l'établissement en 2008 et créé le* **centre territorial d'information indépendante et d'avis pharmaceutiques** *en juillet 2015, à destination des professionnels de santé et des usagers.*

A ce titre, Monsieur le Docteur UMLIL a acquis **une expertise technique incontestable, renforcée par des capacités pédagogiques certaines**. »

51. Dès **janvier 2021**, **des informations inexactes sur les effets indésirables** du vaccin contre la Covid-19 **sont diffusées** à l'intérieur et à l'extérieur de l'hôpital de Cholet, notamment. En effet **un document**, comportant l'entête du centre hospitalier de Cholet et intitulé « *Informations sur la vaccination COVID* », est diffusé auprès des médecins de l'hôpital de Cholet notamment. Ce document est censé informer ces professionnels qui, eux-mêmes, doivent informer les personnes avant l'acte vaccinal. Or, ce document contient plusieurs informations contestables. Par exemple, il affirme :

« *Les événements indésirables rapportés ont été surtout : des réactions au site d'injection* *(douleurs, rougeurs, gonflements) après chaque injection et des réactions systémiques (fièvre **11-16%**, fatigue **3.8%**, maux de tête **2%**, douleurs musculaires). »*

Ce document utilise le terme d'« *événements indésirables* » en lieu et place d'« *effets indésirables* ». Ce qui pourrait être interprété comme un refus d'admettre le lien de causalité entre ces effets et le vaccin. Puis, ce document fournit une liste incomplète de ces effets indésirables. Ensuite, il avance des fréquences qui ne correspondent pas à celles retenues par l'AMM (autorisation de mise sur le marché) conditionnelle. En effet, et contrairement à ce qui est soutenu dans ce document, le résumé des caractéristiques du produit (RCP) de cette AMM, lui, livre des fréquences d'effets indésirables plus élevées :

« *Les effets indésirables les plus fréquents, chez les participants âgés de 16 ans et plus, étaient une douleur au site d'injection (**>80%**), une fatigue (**>60%**), des céphalées (**>50%**), des myalgies et des frissons (**>30%**), des arthralgies (**>20%**), une fièvre et un gonflement au site d'injection (**>10%**). (...). »*

Ce document **évite aussi de citer d'autres effets indésirables** figurant dans le RCP de l'AMM : « *paralysie faciale périphérique aiguë* » (paralysie de Bell) », « *nausées* », « *insomnies* », « *malaises* », « *etc.* ».

Le **deuxième exemple** concerne les personnes **immunodéprimées**. Le 11 janvier 2021, dans le journal diffusé par la TLC (télévision locale du choletais), le journaliste interroge : « *Comment ça s'organise très concrètement, qui peut venir se faire vacciner ?* » au centre hospitalier de Cholet. La réponse donnée est la suivante :

« *(...) peuvent se faire vacciner (...) notamment (...) les gens sous immunosuppresseurs.* »

Or, là encore, une telle réponse appelle une rectification qui, à nouveau, puise sa source dans le RCP de l'**AMM**. En effet, la rubrique **« Mises en garde spéciales et précautions d'emploi »** précise :

« **Personnes immunodéprimées**
L'efficacité, la sécurité et l'immunogénicité du vaccin n'ont pas été évaluées chez les sujets immunodéprimés, y compris ceux recevant un traitement immunosuppresseur. L'efficacité de Comirnaty peut être diminuée chez les sujets immunodéprimés. »

Le CTIAP rectifie ces affirmations inexactes dès le **13 janvier 2021** en rappelant qu'« *une information confuse, déloyale, inappropriée, inexacte voire mensongère... ne pourrait donc que vicier le consentement donné par la personne concernée* »[55].

52. La Covid-19 n'est même pas inscrite sur la liste réglementaire des maladies à déclaration obligatoire (articles L.3113-1, D.3113-6, D.3113-7 du code de la santé publique).

Ces maladies, elles qui disposent de moyens de diagnostic fiables contrairement à la Covid-19, font l'objet d'un signalement et/ou d'une notification en raison de leur gravité ou de leur contagiosité. Pourtant, elles ne semblent pas soumises au passe sanitaire ou vaccinal.

En outre, un document publié, le 17 juillet 2021 par les *Leem* **(Les entreprises du médicament)** sous le titre « ***COVID-19 et VACCINS*** », affirme :

« *Le SARS-CoV-2 [à l'origine de la Covid-19] est un virus de la famille des coronavidés et du*

---

[55] « *ALERTE. Vaccin contre la Covid-19 (Tozinaméran ; COMIRNATY®) : des informations contestables diffusées auprès des professionnels de santé et du public* » ; CTIAP, 13 janvier 2021.

groupe des bétacoronavirus, comme ceux responsables du SRAS et du MERS. Ce virus est plus contagieux que ceux précédemment cités mais avec **un moindre taux de mortalité** ».

Et on aurait souhaité la même exigence de rigueur dans l'imputabilité des décès à la Covid-19. Le centre hospitalier de Cholet, lui-même, a fini par modifier sa communication : *« 11 patients COVID-19 décédés au CH Cholet au cours de la semaine du 28/12/2020. Les patients peuvent être polypathologiques. La Covid-19 n'est donc pas toujours la cause principale du décès ».*[56]

53. Dès le 19 août 2021, le bilan de l'agence nationale de sécurité du médicament (ANSM) indique que le **nombre de déclarations des effets indésirables** présumés liés aux vaccins contre la Covid-19 s'élève à **78 639** depuis le début de la vaccination. La proportion des effets indésirables **graves** représente **25%** **(19660 cas)**[57].

---

[56] Communiqué de presse du centre hospitalier de Cholet du 4 janvier 2021 *« Point sur l'activité COVID-19 du Centre Hospitalier de Cholet »*.
[57] *« Suivi des cas d'effets indésirables des vaccins COVID-19 »* au 19 août 2021 de l'ANSM (agence nationale de sécurité du médicament).

Pour ne citer que l'exemple du vaccin *BioNTech/Pfizer*, celui qui enregistre le plus grand nombre d'injections et qui propose donc le plus grand recul, et **en plus des effets indésirables déjà fixés dans le RCP** (résumé des caractéristiques du produit : annexe I de l'AMM conditionnelle), l'**ANSM** relève des **signaux confirmés** : hypertension artérielle, myocardite/péricardite. Elle liste aussi des **signaux potentiels ou événements déjà sous surveillance** : zona, troubles du rythme cardiaque, thrombopénie/thrombopénie immunologique/hématomes spontanés, déséquilibre diabétique dans des contextes de réactogénicité, échecs vaccinaux, pancréatite aiguë, syndromes de Guillain-Barré, syndrome d'activation des macrophages, réactivation à virus Epstein-Barr, méningoencéphalite zostérienne, aplasie médullaire idiopathique, hémophilie acquise, polyarthrite rhumatoïde, néphropathies glomérulaires, troubles menstruels. Le suivi spécifique chez les **femmes enceintes et allaitantes** précise : les fausses couches spontanées, événements thromboemboliques, contractions utérines douloureuses, morts *in utero*.

À **titre de comparaison**, concernant la sécurité des vaccins obligatoires pour les enfants de moins de deux ans, et sur la période 2012-

2017, l'ANSM a étudié l'ensemble des déclarations d'événements ou effets indésirables notifiés au réseau national des centres régionaux de pharmacovigilance (CRPV) afin **d'établir un état des lieux précédant la mise en place de cette obligation vaccinale pédiatrique** pour les enfants nés depuis le 1er janvier 2018. Le rapport de l'ANSM, en date du 26 juin 2019, livre les données suivantes concernant les déclarations d'effets ou événements indésirables survenus après vaccination qui ne sont, cependant, pas obligatoirement liés ou dus aux vaccins : **962 déclarations** d'un ou plusieurs effets ou événements indésirables pour un total de 38 millions de doses vaccinales administrées **entre 2012 et 2017** ; et **75** déclarations d'un ou plusieurs effets ou événements indésirables au cours du **premier semestre 2018**[58].

54. Il y a lieu de s'intéresser également aux données de **pharmacovigilance** recueillies par d'autres bases : **européenne, américaine, mondiale**.

---

[58] « *Premier rapport de sécurité des vaccins obligatoires pour les enfants d'âge compris entre 0 et 23 mois ; État des lieux sur la période 2012-2017 précédent l'extension de l'obligation vaccinale et sur les premiers 6 mois de sa mise en œuvre en JUIN 2019* » de l'ANSM.

55. Concernant l'**obligation vaccinale contre la Covid-19**, il est utile de rappeler notamment l'avis *« relatif aux obligations vaccinales des professionnels de santé »* rendu, le 27 septembre et le 7 octobre <u>2016</u>, par le **Haut conseil de santé publique (HCSP)**. Il y a lieu de convoquer ce raisonnement suite à la diffusion d'un document par les autorités ; ce document indique que *« l'obligation vaccinale contre la covid-19 »* a été *« **inspirée par** des obligations préexistantes de vaccination contre plusieurs affections (hépatite B, diphtérie, tétanos, poliomyélite...) »*[59].

Cet avis du HCSP *« considère que <u>toute décision de rendre ou de maintenir obligatoire une vaccination pour des professionnels de santé ne doit s'appliquer qu'à</u> la prévention d'une maladie <u>grave</u> avec <u>un risque élevé d'exposition</u> pour le professionnel, un <u>risque de transmission</u> à la personne prise en charge et avec l'existence d'un <u>vaccin efficace</u> et dont la <u>balance bénéfices-risques est largement en faveur du vaccin</u> »*.

Dans cet avis, le HCSP plaide pour <u>l'aménagement de l'obligation vaccinale en fonction du poste</u> de travail. Il insiste sur la notion d'*« exposition »* au risque dans la relation *« soignant-soigné »*. Il tient compte des

---

[59] *« Mise en œuvre de l'obligation vaccinale et du passe sanitaire dans les établissements de santé, sociaux et médico-sociaux »*.

« *modalités particulières* » du « *poste de travail* » du professionnel de santé. Il amende l'obligation vaccinale en fonction du « **type de l'acte de soins réalisé**, *du respect des précautions standard d'hygiène et de la charge virale plasmatique chez le soignant infecté* ».

Selon le HCSP, le « *type d'acte de soins est* **déterminant** *dans le risque de transmission virale d'un soignant à un patient* ».

Et le HCSP recommande : « *Pour ces professionnels, l'obligation vaccinale <u>ne s'impose pas si l'évaluation des risques</u>, menée à <u>leur poste</u> de travail, démontre <u>l'absence de risque</u> de contamination par le virus de l'hépatite B* ».

Le HCSP plaide pour que « *les* **personnes ayant été infectées** *par le virus de l'hépatite B mais qui sont* <u>**guéries**</u> *soient considérées comme immunisées et* <u>**remplissent les obligations vaccinales**</u> ».

Il va même jusqu'à appeler à la « **suppression** » de « *l'obligation vaccinale contre le tétanos* » car « *le risque de transmission soignant-soigné du tétanos est* <u>**nul**</u> » ; tout en rappelant que cette maladie (tétanos) est « *grave, potentiellement mortelle* ».

Pour la grippe, il recommande que la vaccination « <u>**ne soit pas rendue obligatoire**</u> » ; en ajoutant : « *Cette position devra être reconsidérée quand des vaccins plus efficaces seront disponibles* ».

Un tel raisonnement du HCSP est respectueux de notre corpus juridique qui est composé de textes nationaux (français), régionaux (européens) et internationaux. Et plaider pour la suppression de l'obligation vaccinale <u>ne veut pas dire</u> que le vaccin concerné aurait, nécessairement, un rapport bénéfice/risque défavorable.

Et dans l'hypothèse où ces vaccins protègeraient même à 100% et uniquement contre les formes *« graves »*, **un tel <u>unique</u> bénéfice individuel ne saurait constituer un fondement juridique desdites mesures qui amputent nos droits et libertés fondamentaux** ; ou alors il faudrait adopter la même règle envers tous **les rapports aux risques** tels que **l'alcoolisme, le tabagisme, la circulation routière, les sports extrêmes, etc**.

III. <u>Conclusion</u>

Le contexte d'une *« pandémie »*, et de l'urgence, ne justifie pas de mettre sur le marché un produit dont le rapport bénéfice/risque n'est pas démontré de façon sérieuse. C'est ce que rappelle notamment un avis[60] du conseil scientifique du collège national des médecins généralistes enseignants (CNGE) dès le 3 novembre 2020. Dès le **7 juin 2020**, le journal *Le Point* reprend intégralement un article publié par le CTIAP (centre territorial d'information indépendante et d'avis pharmaceutiques) du centre hospitalier de Cholet. Ce journal publie cette réflexion sous le titre **« TRIBUNE. Ce qui est refusé au professeur Didier Raoult est permis à d'autres »** ; une analyse dans laquelle il est possible de lire :

« (…) Mais, l'exigence et la rigueur opposées à l'hydroxychloroquine **contrastent terriblement** *avec les libertés accordées à d'autres médicaments.* **La différence de traitement** *est saisissante.*

En premier lieu, remarquons que **le vaccin attendu, censé protéger contre cette maladie [Covid-19], est déjà promu, vendu, dans les médias** ; *pourtant,* **nous n'avons encore aucune donnée validée et vérifiable sur son rapport**

---

[60] *« Décider selon les données de la science, y compris en période pandémique »*, CNGE, le 3 novembre 2020.

bénéfice/risque : sur ladite **preuve clinique** réclamée avec insistance, et c'est peu dire, à l'équipe marseillaise.

(...)

Une conclusion

Une célébrité médicale, un expert d'en haut, une prestigieuse revue scientifique, un filtre académique, une voix d'autorité, un sondage d'opinion, une pluralité d'utilisateurs... **ne sauraient être des critères sérieux d'évaluation indépendante** d'un médicament. Nous le disons et nous l'écrivons de longue date (...). »

En l'espèce, et selon notre expérience,

Les faits ci-dessus relevés dans le cadre de la vaccination contre la Covid-19, au niveau de la partie (II), nous semblent pour le moins graves et inédits.

Les principes généraux de la pharmacovigilance française, ci-dessus rappelés dans la partie (I), n'ont donc pas été respectés.

Tout semble avoir été mis en œuvre pour **entraver** le fonctionnement normal de la pharmacovigilance d'une part, et pour **empêcher** une information claire, loyale et appropriée de la population notamment aussi bien sur le bénéfice que sur le risque d'autre part.

La vaccination contre la Covid-19 a été mise en œuvre **malgré l'absence de données suffisantes** sur le **rapport bénéfice/risque, et sur la composition même**, de notamment le vaccin contre la Covid-19, **expérimental**, des laboratoires *BioNtech/Pfizer*, pris comme exemple dans la présente analyse. Mais, le raisonnement pourrait être appliqué aux autres vaccins contre la Covid-19.

L'insuffisance d'évaluation ne concerne donc pas seulement les essais cliniques (études menées chez l'Homme (femme et homme)), mais également la qualité même de la substance active, des excipients dont certains sont nouveaux, du procédé de fabrication, des lots libérés et administrés à des personnes humaines dans plusieurs pays du monde.

Notre analyse révèle le **pari biologique** qui a été mis en œuvre. Elle met en évidence les **limites de l'AMM** (autorisation de mise sur le marché) **conditionnelle**.

Notre réflexion **contredit** l'affirmation de notamment l'**ANSM** (agence nationale de sécurité du médicament) selon laquelle « *l'AMM* *conditionnelle* rassemble <u>tous les verrous de contrôles</u> d'une autorisation de mise sur le marché standard <u>pour garantir un niveau élevé de sécurité</u> pour les patients ».

La phase **IV** d'évaluation de ce vaccin **a commencé** alors que la phase **III** est **toujours en cours** : la pharmacovigilance (phase IV) a débuté alors que les essais cliniques ne sont pas achevés. Ce qui rend **difficile** notamment l'établissement d'une **imputabilité extrinsèque (bibliographique)** des effets indésirables déclarés.

La **méthode d'imputabilité** des effets indésirables, fixée par l'ANSM elle-même dès le 28 janvier 2021, ne semble **pas avoir été respectée**. Ce décalage semble avoir motivé la **démission** d'un « *membre du Comité Scientifique Permanent Pharmacovigilance de l'ANSM* » (cf. ses deux témoignages).

Des essais cliniques sont débutés alors même que la composition du vaccin contre la Covid-19 n'est pas totalement *« caractérisée »*. Et cet essai **n'est pas construit d'une manière qui permet d'apporter la preuve** d'une efficacité sur la prévention des formes graves et/ou sur la transmission virale.

Et **avant tout**, les **nombreuses incertitudes** ne semblent **pas avoir été portées à la connaissance de toutes les personnes humaines** concernées.

La vulnérabilité ne jaillit pas uniquement de l'âge et de l'état de santé des personnes notamment. <u>Ne pas pouvoir accéder</u> à une information **indépendante** sur les médicaments (dont les vaccins) **est la première des pauvretés, des inégalités, des vulnérabilités.**

La manœuvre semble subtile. Les informations utiles sont bien disponibles dans les documents publiés par les autorités *ad hoc* dans le cadre de cette AMM conditionnelle ; mais, ces données **ne sont pas rendues visibles par le discours officiel ; bien au contraire**. Ce dernier n'aurait cherché qu'à présenter ces produits comme étant *« efficaces et sûrs »*, sans mentionner les autres précisions nécessaires ; et sans réserve.

Une **distorsion, entre les données reconnues par les autorités** *ad hoc* **et les recommandations émises par ces mêmes autorités**, est relevée. Malgré l'absence ou l'insuffisance des données sur le rapport bénéfice/risque du vaccin chez certaines populations, la vaccination a été pourtant recommandée : **chez les personnes âgées de 75 ans et plus, les immunodéprimés, les femmes enceintes, les femmes qui allaitent, les enfants, etc.**

En principe, les **recommandations des autorités** *ad hoc* sont **présumées conformes aux** *« données acquises de la science »* ; mais cette présomption **n'est pas irréfragable** ; il s'agit d'une présomption simple : **elle peut être renversée par la preuve contraire** qu'un professionnel de santé pourrait apporter. Par exemple, concernant la haute autorité de santé (**HAS**), dans son numéro de janvier 2018, la revue Prescrire conclut : *« Son qualificatif de "haute autorité" n'est toujours pas justifié »*. Cette revue a procédé à une évaluation des guides élaborés par cette HAS. Ce bilan porte sur la période située entre avril 2007 et octobre 2017 (10 ans). Il concerne 110 documents. Au total, **seulement 7** guides sont jugés *« intéressants »* (**soit 6%**) ; 21 *« acceptables »* ; 57 *« inutiles »* ; 23 *« pas d'accord »*. **Près de 52% (57/110)** de ces documents sont donc considérés comme n'étant *« pas un support solide de soins de qualité »*. Et environ **21% (23/110)** de ces guides ont *« des défauts majeurs ou susceptibles de nuire à la qualité des soins »*. En 2014, la revue a même cessé d'analyser les guides relatifs aux affections de longues durées

(ALD) à cause de leur **« *manque de fiabilité pour mieux soigner* »**.

L'information n'a été **ni claire, ni loyale ni appropriée**. Ce qui est de nature à **vicier le consentement** des personnes. Et donc à porter **atteinte à la dignité de la personne humaine**.

Des autorités *ad hoc* appellent même au **mésusage** (au sens du code de la santé publique) de ce vaccin en s'écartant des données mêmes de l'AMM (autorisation de mise sur le marché) conditionnelle qui est déjà bien fragile.

Ce **défaut d'information** et ce **mésusage**, notamment, peuvent également faire encourir à ces vaccins la qualification juridique de **« *produits défectueux* »**. Il y a lieu d'attirer **votre attention** sur **un principe dégagé par la jurisprudence** depuis 1997 et rappelé en 2017 par un **avocat général** :

« *Dès lors qu'il existe dans la communauté scientifique de l'époque* **même seulement une voix isolée** *(qui, comme l'histoire de la science l'enseigne, pourrait devenir avec le temps l'opinion commune), soulignant* **le défaut et/ou le danger potentiel** *du produit, son fabricant* **ne se trouve plus face à un risque imprévisible**, *en* *tant que tel étranger au champ d'application du régime imposé par la directive. »*

Un **procédé de communication pour le moins particulier, insaisissable, étrange...** semble avoir été mis en œuvre. Une telle méthode semble avoir utilisé des moyens qui pourraient relever du ***dol*** et de la **contrainte (violence)** notamment.

Une telle méthode peut conduire à une **perte de confiance** dans le système de santé, dans l'innovation et dans le principe même de la vaccination.

Cette affaire pourrait **nuire à la crédibilité des autorités** *ad hoc*. Elle pourrait même interroger **leur pérennité**.

Nous avons assisté à une véritable **déformation de la définition du mot « *santé* »**, notamment, telle qu'elle est établie par l'organisation mondiale de la santé (OMS) depuis 1946.

Et plus généralement, ces faits, **pour le moins graves et inédits**, révèlent que le hiatus actuel puise sa source dans **le pervertissement du sens des mots et dans le travestissement du raisonnement**.

Cette affaire nous aurait propulsés vers **l'ère du post-science, du post-médecine, du post-pharmacie, du post-droit,** notamment.

Le **premier responsable** de cette situation inédite nous semble être les personnes physiques et morales qui disposent des connaissances et des compétences techniques qui leur permettent de relever, puis d'écarter, les distorsions observées. De <u>prévenir leurs conséquences prévisibles et évitables</u>. Et, en tout premier lieu, certains médecins et certains pharmaciens. Il leur appartient de travailler ensemble en formant un bouclier protecteur des personnes humaines[61].

Le **deuxième responsable** de cette grave situation nous semble être les médias traditionnels (dominants) qui ont refusé l'organisation d'un débat public, contradictoire, utile, et en direct. Pis encore, ils ont participé à des attaques violentes, et injustifiées, contre les professionnels de santé qui ont voulu exercer leurs métiers conformément à la Loi (au sens large) ; en actionnant notamment leur <u>indépendance professionnelle</u> et leur <u>devoir d'alerte</u>.

---

[61] « *Médicament : recadrage. Sans ton pharmacien, t'es mort !* », Éditions Les 2 Encres, septembre 2013.

Le **troisième responsable** de cette situation regrettable nous semble être l'Administration qui s'est immiscée, vigoureusement, violemment, et de façon infondée dans le domaine médical et pharmaceutique. Une Administration qui semble avoir voulu "jouer au médecin et au pharmacien" en lieu et place de ces professionnels de santé. Une Administration qui n'a pas respecté l'indépendance professionnelle de certains praticiens qui, eux, souhaitaient rester fidèles aux règles de leurs professions respectives ; pis encore, elle les a traqués.

Le **quatrième responsable** de cette situation déplorable nous semble être l'inefficacité, voire la complicité, des organes de contrôle, de régulation et de sanction. Et en tout premier lieu, la juridiction administrative dont sa plus haute instance : le Conseil d'État.

Le **cinquième responsable** de cette situation inqualifiable pourrait parfois être les personnes humaines, elles-mêmes, victimes de tel ou tel effet indésirable notamment grave. Ces personnes ne semblent s'interroger qu'<u>après</u> la survenue, chez elles, de cet effet indésirable[62].

---

[62] « *Effets indésirables des médicaments : les victimes auraient-elles parfois une part de responsabilité ?* » ; CTIAP, 9 novembre 2021.

Cette liste proposée des responsables présumés **n'est pas exhaustive**.

Un tel constat dessine les nécessaires voies d'améliorations.

IV. Propositions de quelques voies d'amélioration (non exhaustives)

Par ces motifs, non exhaustifs, ci-dessus précisés,

De cette réflexion, plusieurs propositions d'amélioration pourraient être formulées. Suite à ce retour d'expériences, il conviendrait notamment de :

1. Mettre fin, sans délai, à l'obligation vaccinale contre la Covid-19, avec ce vaccin expérimental, et tirer toutes les conséquences qui en découlent et notamment : la réintégration des professionnels de santé, et autres professionnels (pompiers, etc.), suspendus dans ce cadre ; le versement de leurs revenus perdus ; suppression du passe sanitaire ou vaccinal ; etc. Les personnes concernées par cette obligation, directe ou indirecte, ont été exclues de l'espèce humaine de façon brutale et injustifiée.

D'autant plus que **début janvier 2022**, des **nouvelles règles** mises en place (par exemple au centre hospitalier de Cholet) **autorisent les professionnels de santé** *« cas contact »* ou *« positifs »* à la Covid-19 de travailler en respectant les mesures barrières.

Cette obligation vaccinale a été mise en œuvre alors que notamment le **Conseil constitutionnel ne s'est pas prononcé sur sa conformité au bloc de constitutionnalité**. Elle est, par ailleurs, **inconventionnelle** (heurte le droit européen et les conventions internationales telles que la *Convention d'Oviedo*).

Concernant cette obligation vaccinale, nos interrogations, en date du 15 septembre 2021, transmises à la direction du centre hospitalier de Cholet, à sa demande, ainsi qu'à l'agence régionale de santé (ARS) des Pays-de-la Loire, sont restées sans réponses.

2. Suspendre, sans délai, la vaccination contre la Covid-19 jusqu'à la fin de votre enquête. Du moins, promouvoir **la liberté de toute personne de pouvoir choisir, ou non, cette vaccination** ; une fois que cette personne a été informée de façon claire, loyale et appropriée sur le rapport bénéfice/risque et sur les incertitudes qui demeurent.

Dès le 2 avril 2021, le CTIAP a publié un article sous le titre *« Inédit. Exclusif. Vaccins contre la Covid-19 : des incertitudes même sur la qualité intrinsèque des produits, sur leurs procédés de fabrication, sur les lots commercialisés… selon les documents officiels publiés par l'Agence européenne du médicament (EMA) »*. Dans cet article, le CTIAP a proposé notamment ceci :

« (…)

À notre avis*, *ces études cliniques n'auraient jamais dû commencer avant, au moins, la totale maîtrise de la qualité intrinsèque du produit fini et de son procédé de fabrication ; avant la stabilisation des formules de ces vaccins.

Comment pourrait-on comparer les résultats de ces essais cliniques, menés à l'échelle mondiale, si le vaccin administré peut varier d'une fabrication à l'autre, d'un lot à l'autre, d'une région à l'autre… ?

Ces variabilités, qui impactent même le cœur du produit, pourraient même invalider tous les essais cliniques effectués.

Même en cas d'urgence sanitaire, il nous est donc difficile de comprendre les fondements de ces AMM (autorisation de mise sur le marché) qui ont été octroyées à ces vaccins contre la Covid-19.

Aux incertitudes liées à la Covid-19, se sont ajoutées les approximations liées à l'utilisation, et à la qualité intrinsèque même, de ces vaccins. Désormais, il faudrait gérer deux problèmes au lieu d'un.

Par conséquent, la prudence notamment voudrait même que, dans tous les pays où ces vaccins contre la Covid-19 ont été commercialisés, tous les lots ainsi « libérés » soient retirés immédiatement ; et ***que ces AMM qui ont été octroyées soient suspendues, voire annulées, en urgence jusqu'à nouvel ordre.*** C'est *en tout cas le sens des recommandations que nous pourrions suggérer aux autorités ad hoc, et notamment françaises.* <u>*Et, a minima*</u>, *ces informations doivent être portées à la connaissance de toute personne de façon claire, loyale et appropriée.*

*D'autant plus qu'en cas **d'effets indésirables graves**, dont des **décès**, et pour établir ledit « lien de causalité » avec certitude, les victimes et leurs familles se trouvent souvent démunies face à l'exigence de la **« preuve diabolique. »***

3. Ne pas mettre sur le marché, en exposant en plus toute une population, des produits insuffisamment évalués.

4. Il est urgent de s'interroger sur les dérives de l'AMM (autorisation de mise sur le marché) conditionnelle. Quelle est le but poursuivi par cette AMM conditionnelle ? D'autant plus que d'autres processus anciens et toujours disponibles permettent la mise à disposition de certains médicaments si besoin en cas de présomption d'un rapport bénéfice/risque favorable : ATU (autorisation temporaire d'utilisation) de cohorte (accordée au fabricant pour une indication donnée chez une population déterminée) ou nominative (accordée au prescripteur pour un patient donné) ; etc.

5. Il est urgent de réguler, sérieusement, les liens et conflits d'intérêts non seulement des professionnels de santé, mais également ceux des médias et des décideurs relevant de l'Administration notamment.

6. Rappeler toutes les personnes vaccinées contre la Covid-19 afin de les informer de tous les effets indésirables qui ont intégré le RCP (résumé des caractéristiques du produit, annexe I de l'AMM (autorisation de mise sur le marché) conditionnelle) postérieurement à cette vaccination. Cette information pérenne est consacrée par la Loi ; le but poursuivi consiste à anticiper la réalisation du risque en effectuant, par exemple, des bilans appropriés à titre préventif (exemples : myocardites, péricardites, thromboses, etc.).

7. Veiller au respect de la Loi (au sens large) déjà existante, ci-dessus rappelée dans la partie (I).

8. L'effectivité de ce respect de la Loi appelle la mise en œuvre des sanctions prévues par ladite Loi. <u>Par exemple</u>, lesdites **Bonnes pratiques de pharmacovigilance** susmentionnées indiquent qu'*« en application du CSP [code de la santé publique], le fait pour les médecins, chirurgiens-dentistes, pharmaciens ou sage-femmes de* **méconnaître les obligations de signalement** *immédiat d'un effet indésirable grave suspecté d'être dû à un médicament ou produit au sens du 2° de l'article R.5121-152 dont ils ont eu connaissance est* **puni de l'amende prévue pour les contraventions de cinquième classe** *»*. En croisant quelques bases de données, des effets indésirables observés, mais non signalés, pourraient être identifiés.

9. Faire suivre d'effets le constat **des obstacles** observés qui entravent le fonctionnement normal de plusieurs **missions relevant du service public** notamment hospitalier : **pharmacovigilance**, **information indépendante** des professionnels de santé et du public notamment. Serait-ce du *« sabotage »*, par exemple ?

10. Éviter la multiplication des voies de signalement en pharmacovigilance ; et en particulier celles qui ne permettent pas de transmettre des dossiers complets aux CRPV (centres régionaux de pharmacovigilance).

11. Ne pas transférer aux patients la responsabilité de la complexe tâche de déclaration des effets indésirables.

12. S'interroger sur la réelle liberté d'exercice dont bénéficient notamment des professionnels de santé qui travaillent dans les 31 CRPV (centres régionaux de pharmacovigilance) français : ont-ils une véritable indépendance professionnelle face notamment à l'ANSM (agence nationale de sécurité du médicament) et aux ARS (agences régionales de santé) ? Cette indépendance est-elle totale : matérielle, économique et intellectuelle ?

13. Augmenter indirectement les moyens de ces CRPV (sans moyens supplémentaires directs) en créant des unités de pharmacovigilance dans tous les établissements de santé français ; à l'image de ce qui est fait au centre hospitalier de Cholet depuis 2002 **(initiative saluée par notamment les autorités**

ad hoc). Ces unités pourraient constituer un premier filtre qui permet de vérifier la qualité de la déclaration de pharmacovigilance avant sa transmission aux CRPV. Un tel dispositif permet également à chaque établissement d'avoir une vue d'ensemble sur son activité de pharmacovigilance ; ce qui n'est pas inutile vu du système des assurances.

14. Créer des structures identiques à celles du CTIAP (centre territorial d'information indépendante et d'avis pharmaceutiques) dans tous les territoires. Par exemple, le 9 novembre 2017, le journal *Le Point* considère que le CTIAP *« est une structure originale qui pourrait servir d'exemple »*.
Sans aucun lien ni conflit d'intérêt, le CTIAP propose un service pharmaceutique de proximité. Ce service rendu peut regrouper plusieurs actions centrées sur l'information et la formation. Il a notamment pour **mission** de mettre à disposition une information pratique, actualisée, accessible et indépendante. Dans sa mission, et concernant **ses actions**, il est possible de lire notamment ceci : *« Plusieurs formes sont possibles : élaborer un bulletin d'information sur le médicament, effectuer une « visite » pharmaceutique, répondre aux questions éventuelles, **repérer et présenter un « nouveau »***

médicament mis sur le marché, *faire de l'éducation thérapeutique*, **offrir les éléments fondamentaux utiles à la compréhension du domaine complexe du médicament**, *etc. Notre projet est* **dynamique et évolutif** ». Ce service est proposé aux professionnels de santé et au public notamment.

Comme indiqué précédemment, l'idée du CTIAP est née notamment **suite au rapport de l'IGAS (n°RM2007-136P)** susmentionné intitulé « *L'information des médecins généralistes sur le médicament* ». Ce rapport, publié en **2007**, relève :

« **L'industrie pharmaceutique**, *à travers l'importance des moyens qu'elle déploie pour la promotion de ses produits, est un acteur prééminent dans le dispositif d'information des médecins, mais ses objectifs commerciaux (expansion de la prescription) ne correspondent pas systématiquement avec les exigences du bon usage du médicament* » ;

« **Les pouvoirs publics**, *par le biais de la HAS [haute autorité de santé], l'AFSSAPS [agence française de sécurité sanitaire des produits de santé ; actuellement ANSM : agence nationale de sécurité du médicament] et la CNAMTS [caisse nationale d'assurance maladie des travailleurs salariés], jouent un rôle jugé timide et ne disposent pas de moyens d'actions suffisants,* *comparé à celui de l'industrie pharmaceutique »* ;

« *Si* ***les médecins*** *s'estiment globalement bien informés sur le médicament, ils font toutefois* ***état de manques et de besoins*** *et soulignent que l'information dont ils disposent est surabondante et qu'ils éprouvent des* ***difficultés*** *à l'ordonner et à la hiérarchiser »*.

15. Lesdites unités de pharmacovigilances et les structures identiques au CTIAP, ci-dessus proposées, constituent des antennes de proximité aux 31 CRPV français. Elles pourraient proposer également des consultations de pharmacovigilance à toute personne concernée par tel ou tel effet indésirable médicamenteux.

16. Garantir la **protection de ces structures indépendantes** contre les attaques violentes et injustifiées émanant de tiers incompétents notamment. Cette protection est celle d'un « *lanceur d'alerte* ». Le métier premier du pharmacien fait intrinsèquement de ce dernier un lanceur d'alerte.

17. Promouvoir le débat public, contradictoire et utile. Par exemple, le CTIAP du centre hospitalier de Cholet a pu "désamorcer" l'affaire *LÉVOTHYROX®*, notamment, en organisant sa première conférence indépendante destinée au public dans les locaux de l'hôpital de Cholet. La presse ayant pu relever notamment ceci :

« Levothyrox : la réunion a fait du bien aux patients » (Ouest-France, 18 octobre 2017) ;

« Lévothyrox : la pédagogie d'un pharmacien » (Le Quotidien du Pharmacien, 20 novembre 2017).

Malgré les obstacles rencontrés, le CTIAP a pu organiser notamment ses septième et huitième conférences indépendantes destinées au public sur le thème de ces **vaccins contre la Covid-19**. Ces rencontres ont eu lieu, à distance (visioconférence) eu égard à la gestion de la situation liée à la Covid-19, respectivement le 17 décembre 2020 et le 27 avril 2021.

18. Informer et former le public dans le domaine complexe du médicament et son environnement. Et notamment, il y a lieu d'encourager chaque personne à poser des questions pertinentes sur le rapport bénéfice/risque aux professionnels de santé avant la prise de tel ou tel produit de santé ; et non pas seulement après la survenue de tel ou tel effet indésirable notamment grave.

19. Garantir de façon effective **l'indépendance professionnelle** des médecins et des pharmaciens notamment.

<u>Pour ma part, en tant que pharmacien des hôpitaux, praticien hospitalier, je rappelle ce qui suit</u> :

Cette **indépendance professionnelle** est protégée par la loi (au sens large). C'est un devoir pour le pharmacien, une armure et un bouclier protecteurs du public. Cette indépendance professionnelle **n'est pas là pour le confort du praticien, mais pour la protection du public** <u>face notamment à des choix publics ou privés qui pourraient compromettre l'intérêt des patients, et plus généralement des personnes humaines</u>. Cela est régulièrement rappelé par les écritures de **l'ordre national des pharmaciens**.

C'est ainsi que dans le **code de la santé publique**, il est possible de lire :

« *Le directeur [d'un établissement public de*

santé] exerce son autorité sur l'ensemble du personnel dans le respect des règles déontologiques ou professionnelles qui s'imposent aux professions de santé, des responsabilités qui sont les leurs dans l'administration des soins et de l'indépendance professionnelle du praticien dans l'exercice de son art. »[63] ;

« Le pharmacien doit veiller à préserver la liberté de son jugement professionnel dans l'exercice de ses fonctions. Il ne peut aliéner son indépendance sous quelque forme que ce soit. »[64] ;

« Le pharmacien ne doit se soumettre à aucune contrainte financière, commerciale, technique ou morale, de quelque nature que ce soit, qui serait susceptible de porter atteinte à son indépendance dans l'exercice de sa profession, notamment à l'occasion de la conclusion de contrats, conventions ou avenants à objet professionnel. »[65] ;

« Lorsque l'intérêt de la santé du patient lui paraît l'exiger, le pharmacien doit refuser de dispenser un médicament. Si ce médicament est

---
[63] Article L.6143-7 du code de la santé publique.
[64] Article R.4235-3 du code de la santé publique.
[65] Article R.4235-18 du code de la santé publique.

prescrit sur une ordonnance, le pharmacien doit informer immédiatement le prescripteur de son refus et le mentionner sur l'ordonnance. »[66].

Ce devoir, qui pèse sur le pharmacien, est régulièrement rappelé par **l'ordre national des pharmaciens**. En effet, dans un document établi le 22 avril 2010 et intitulé ***« Garantir l'indépendance professionnelle »***, cet ordre professionnel soutient et exige :

*« L'indépendance professionnelle est une **règle fondamentale des professions réglementées, un pilier essentiel de leur déontologie**. Elle n'est pas garantie pour le confort et le bénéfice du professionnel mais **pour la protection du public**. (…) L'importance de cette indépendance, qui doit être **matérielle, économique et intellectuelle**, a été reconnue par la **Cour de Justice de l'Union Européenne** dans son arrêt du 19 mai 2009 (…).*

***Néanmoins**, nous le savons, si l'indépendance du professionnel de santé est largement admise dans son principe, **<u>dans la réalité, elle peut être menacée</u>**. En période de contraintes économiques, les choix des professionnels peuvent être plus facilement*

---

[66] Article R.4235-61 et article R.1115 du code de la santé publique.

influencés, voire dictés, par la volonté d'acquérir des avantages concurrentiels, le captage d'informations à « fort enjeu commercial », **par certains choix publics comme privés** d'organisation et de gestion, **ou par des pressions** (venant d'investisseurs, de fournisseurs, de tiers...).

À chacun, en toutes circonstances, de rester attentif à décrypter les éventuels enjeux **cachés** de certains discours ou à **se positionner avec responsabilité à l'encontre de choix non-conformes aux intérêts des patients, qu'on pourrait lui proposer ou même être tenté de lui imposer**. (...).

Garantir l'indépendance professionnelle, c'est **protéger le public et garder sa confiance**. »

Un autre rappel de ces obligations pharmaceutiques date de 2006. En effet, dans un autre document élaboré le 9 février 2006 sous le titre **« Dire la vérité »**, **l'ordre national des pharmaciens** insiste sur cette obligation qui pèse sur tout pharmacien :

« *Professionnels de santé*, **nous n'avons pas le choix** : nous avons, dans le domaine de notre exercice, un **devoir de vérité avec nos patients** (...).

Cette vérité, comme tout scientifique, nous la cherchons avec méthode. En matière de médicament, notre référentiel, c'est **« la preuve »**, comme l'exige la médecine d'aujourd'hui (...).

Les savoirs ainsi validés, nous devons **les restituer, en toute loyauté, au malade, pour l'aider à en apprécier les apports et les limites**. Nous devons aussi **refuser de cautionner les affirmations non validées**, comme celles qui sont issues de **« concepts marketing »** <u>qui s'écartent de la rigueur et de la prudence</u>. (...).

D'une façon plus générale, en entrant dans la profession, nous prêtons, formellement ou implicitement, **le serment des apothicaires [le Serment de Galien]** : nous jurons de dire vrai. Nous jurons de rester fidèles aux lois de l'honneur et de la probité ; de respecter les personnes ; de ne pas nous laisser influencer par la soif du gain ou la recherche de renommée, et de **préserver l'indépendance nécessaire** à l'accomplissement de nos missions. (...).

Notre profession est très précisément encadrée, avec pour <u>**premier objectif la protection des patients**</u>. Une finalité qu'il convient de <u>**rappeler avec force**</u> et qu'il ne faut pas sacrifier (...). »

Il est aussi utile de rappeler le **Serment de Galien** évoqué par l'ordre national des pharmaciens. Avant de pouvoir exercer en tant que pharmacien, ce dernier jure :

« ***Je jure*** *en présence des Maîtres de la Faculté et de mes condisciples :*

D'honorer ceux qui m'ont instruit dans les préceptes de mon art et de leur témoigner ma reconnaissance en restant fidèle à leur enseignement ;

D'exercer, dans l'intérêt de la santé publique, ma profession avec conscience et de ***respecter non seulement la législation en vigueur****, mais aussi les règles de l'honneur, de la probité et du désintéressement ;*

De ***ne jamais oublier ma responsabilité, mes devoirs envers le malade et sa dignité humaine, de respecter le secret professionnel****.*

En aucun cas*, je ne* ***consentirai*** *à utiliser mes connaissances et mon état pour* ***corrompre les mœurs*** *et favoriser les* ***actes criminels****.*

(...). »

Ces écritures sont une boussole qui devrait guider l'action du pharmacien dans chacun de ses actes quotidiens ; et notamment lors des heures troubles. Elles sont aussi une protection contre toute velléité autoritaire.

Le présent rapport est élaboré en urgence.

Sous réserve de pouvoir parfaire cette analyse proposée.

Fait à Cholet, le 6 avril 2022

Amine UMLIL

<u>**Pièce jointe**</u> :

− Extrait du ***Curriculum vitae* (C.V.)** disponible sur le site (blog) du CTIAP (centre territorial d'information indépendante et d'avis pharmaceutiques) du centre hospitalier de Cholet (cf. page *« A propos de l'auteur »*): https://ctiapchcholet.blogspot.com)

© 2022, Amine UMLIL

Édition :
BoD – Books on Demand,
12/14 rond-point des Champs Élysées
75008 Paris, France

Impression :
BoD – Books on Demand, Norderstedt, Allemagne

ISBN : 9782322408306
Dépôt légal : avril 2022